がん劇的寛解

アルカリ化食でがんを抑える

和田洋巳

角川新書

まえがき

私は2007年まで京都大学医学部附属病院器官外科（呼吸器外科）の専門医として肺がんの治療にあたってきましたが、その当時から標準がん治療と呼ばれる治療体系が構造的に抱える問題点に疑問や矛盾を感じていました。そして、その疑問や矛盾は私が器官外科教授という指導的なポストを拝命してからも消えることはありませんでした。

Ⅳ期がんは本当に治らないのか――。この最大の疑問に対する答えを分子生物学分野の研究や知見に探し求めていた私は、京大を退官してから4年後の2011年、一定の結論を得て京都市中京《なかぎょう》区に「からすま和田《わだ》クリニック」を開設したのです。

果たせるかな、標準がん治療では「治らない」とされているⅣ期がんの患者さんの中から劇的寛解を得る患者さんが次々と現れ始めました。実際、余命数か月を宣告された患者さんが3年、5年、7年、10年と長期延命を果たすケースも珍しくはありません。

もちろんすべての患者さんが劇的寛解を得られるわけではありませんが、少なくともⅣ

期がんを宣告されたくらいで諦《あきら》める必要など全くないと、今の私は考えています。

本書は全9章で構成されています。

第1章ではまず、標準がん治療の偽らざる真実に迫っています。とくに問題なのは、標準がん治療では「Ⅳ期がんは治らない」とされていること、そして「延命」を名目とした治療が死ぬまで続けられていること、です。これらの限界を乗り越えるべく、第1章では全く新しいがん治療の地平を切り拓《ひら》くための視点も提示しています。

第2章では、「劇的寛解（標準がん治療ではおよそ考えられない寛解状態が長く続くこと）」という言葉をキーワードに、「治る」と「治らない」の選択肢しかない標準がん治療をどう変えていけばいいのかに迫っています。また、私が提唱する「SBM（科学にもとづく医療）」によって多くのがん患者が救われている事実も紹介しています。

第3章では、分子生物学から見た「がんの正体」に迫っています。真核細胞多細胞生物としてのヒト、がんとミトコンドリア、低酸素下でのアポトーシス（細胞死）、ワールブルク効果など、これまでほとんど語られてこなかった仕組みを紹介していますが、これらはがん患者が全く新しいがん治療を手に入れるための必須《ひっす》の知識でもあるのです。

第4章では、がんが「発生」するメカニズムと、がんが「転移」「浸潤」するメカニズムを、分子生物学的視点から解き明かしています。発生のメカニズムについては7つのプロセスに分けて、また転移、浸潤のメカニズムについては2つのファクターに分けて、それぞれ解説していますが、これらもまたがん患者にとっては必須の知識になります。

第5章では、がんは言わば「生活習慣病の成れの果て」であり、根底には「食生活の乱れ」があることを指摘しています。その上で、「ブドウ糖輸送器」「ナトリウム・プロトン交換器」「mTOR（エムトール）軸亢進《こうしん》」「免疫システムの悪用」という4つのキー概念に沿う形で、「がんの4大特質」について詳しく解説しています。

第6章では、がんは悪い生活習慣の積み重ねによる自分自身の産物であり、がんを作り出した土壌（体）を改良することの重要性を説いています。また、そのための治療戦略としては、第5章までに述べてきた「がんの性質」を「逆手」に取ることが重要であり、具体的には「6つの治療戦略」が有効であることを指摘しています。

第7章では、がんの勢いを鎮めて手なずけるための治療目標値（尿ペーハー値、血中CRP値、N/L比、HbA1c値、血清アルブミン値、腫瘍《しゅよう》マーカー値など）について詳しく解説しています。また、丸山《まるやま》ワクチン投与、高用量ビタミンC点滴、減量抗がん剤治療な

ど の、さまざまな治療戦術についても詳しく紹介しています。

第8章では、「アルカリ化食」が「がんをおとなしくさせる食事術」のベーシックメソッドである点を踏まえ、体内環境をアルカリ性に傾ける食品や飲料、逆に酸性に傾ける食品や飲料について、尿ペーハーに与える影響指数も含めて詳しく紹介しています。また、さらに詳細な「8つの食事術」についても併せて紹介、解説しています。

第9章では、アルカリ化食の実力を実証した3つの医学論文の内容を紹介しています。いずれも私と私の仲間の医師らが海外の医学雑誌に発表したものです。また、難治性がんの劇的寛解例についても3論文の中からピックアップして紹介するとともに、私のクリニックで劇的寛解を得た患者さんからいただいたお手紙も併せて紹介しています。

がん治療医としての私の現時点での集大成とも言える本書が、Ⅳ期がんの患者やその家族らにとっての福音の書となることはもとより、すべてのがん患者やその家族らにとっての福音の書となることを願ってやみません。

目次

第1章　標準がん治療の現実

最善の治療を行っても「再発」が起こる

標準がん治療とは「現時点で最良と考えられているがん治療」です。標準がん治療は「手術」「抗がん剤治療」「放射線治療」を中心に行われます。

これらの標準治療法は「3大治療」と呼ばれていますが、このうち治癒の可能性が最も高いとされているのが手術です。

固形がん（肺がんや大腸がんなど、がんが塊を形成するがん。これに対し、白血病や悪性リンパ腫《しゅ》など、がんが塊を形成しないがんは、血液がんに分類される）を例に取ると、原発巣（がんが最初に発生した臓器）以外の他臓器や遠隔リンパ節（原発巣から遠く離れたリンパ節。これに対し、原発巣に隣接するリンパ節は所属リンパ節、近傍リンパ節などと呼ばれる）などに転移がない場合、標準がん治療では原則として原発巣を取り除く手術、すなわち根治を目指した手術が実施されます。

その後、経過観察（術後サーベイランス）が始まりますが、この場合、再発予防のための抗がん剤治療が、一定期間、行われることもあります。この経過観察の期間はがんの種類によって違いますが、おおむね手術から5年が経過しても再発（原発巣以外の他臓器や遠隔リンパ節などへの転移）が認められない場合、がんは治った、すなわち治癒を得たと判定されるのです。

がん種によっては放射線治療だけで治癒を得られるケースもありますが、標準がん治療で手術後の「5年生存率」がとりわけ重要視されているのはそのためです。

ところが、現時点で最良と考えられている標準がん治療、それも治癒の可能性が最も高いとされている手術を実施しても、一定の割合で再発が起こってくるのです。

2007年まで奉職した京都大学医学部附属病院では、私も呼吸器外科（器官外科）の専門医として数多くの肺がん手術を手がけました。呼吸器外科の教授に就任してからはさすがに後進に対する指導がメインの仕事になりましたが、それでも延べ数で言えば実に2000例を超える肺がん手術をこの手で行ってきたのです。

その際、医学的にも技術的にも完璧《かんぺき》な手術を行うことはもちろんですが、一方で臨床データにもとづく独自の工夫も積極的に取り入れていました。例えば、「肺がん手術の際には基本的にリンパ節郭清は実施しない」との方針も工夫の1つでした。

当時、標準がん治療では、肺にできた原発巣を手術で取り除く際、肺に近接するリンパ節、すなわち肺の所属リンパ節も同時に取り除くことが推奨されていました。リンパ節郭清は今なお標準治療として行われていますが、当時の京大病院呼吸器外科でまとめられた、信頼に足る臨床データによれば「リンパ節郭清を実施しても実施しなくても患者の予後に違いはない」との結果が出ていたのです。

予後に違いがないにもかかわらず、身体への侵襲性（投薬や手術などが身体へ及ぼす影響）が高いリンパ節郭清をあえて実施すれば、かえって予後を悪化させてしまう危険性があります。そこでリンパ節郭清は基本的に実施しないとの方針が打ち出されたのですが、当時の京大病院呼吸器外科にはそのような決定を可能にする自由な空気、進取の気風がありました。

ところが、このように医学的にも技術的にも完璧な手術、そして身体への侵襲性が低い手術を実施しても、3割から4割の患者で再発が起こってくるのです。しかも、標準がん治療を絶対とする限り、手術で治癒を得た6割から7割の患者とは対照的に、再発を見た3割から4割の患者の多くは不幸な転帰を取ることになるのです。

ちなみに近年のデータでは手術を受けた肺がん患者の治癒率は約7割、再発率は約3割とされていますが、医師から再発の事実を告げられた患者や家族らが筆舌に尽くしがたい精神的ショックを受けることになるのは昔も今も変わりません。

再発・転移宣告は事実上の「死の宣告」

実際、手術後に再発を見て死の淵《ふち》に立たされた患者や家族らの多くが「最初にがんの宣告を受けた時よりも、再発の宣告を受けた時のほうが、ショックははるかに大きい」と訴えます。「絶望的なショック」と表現する患者や家族もいます。

がんの病期（ステージ）は、病勢の進行とともに、Ⅰ期（ステージⅠ）、Ⅱ期（ステージⅡ）、Ⅲ期（ステージⅢ）、Ⅳ期（ステージⅣ）へと深刻化していきます。このうち、原発巣以外の他臓器や遠隔リンパ節などに転移のないⅠ期からⅢ期までの段階であれば、おおむね手術は可能です。しかし、原発巣以外の他臓器や遠隔リンパ節などに転移のあるⅣ期の場合、手術はほぼ不可能（手術適応外）とされ、標準がん治療では「もはや治癒は望めない」と判定されてしまうのです。

つまり、手術後に再発を見たということは、原発巣以外の他臓器や遠隔リンパ節などに転移が見つかり、がんが治癒不能なⅣ期に至ったことを意味しています。

最初にがんの宣告を受けた時も相応のショックはあるでしょうが、それでも手術によって治癒が得られる希望はかなり残されています。手術による治癒の可能性はがんの種類や病期などによって変わってきますが、多くの場合、この時点では手術による治癒への希望ががん宣告によるショックを上回っているのです。

ところが、手術後の再発宣告は患者や家族らが唯一の頼りとしていた希望の火を一瞬にして吹き消してしまいます。そして、非情にも再発宣告の瞬間から死へのカウントダウンが音を立てて始まってしまうのです。標準がん治療にはⅣ期がんを治す手立てはありませんから、再発宣告はまさに事実上の「死の宣告」と言っていいでしょう。

同様のことは、最初にがんが見つかった時点で原発巣以外の他臓器や遠隔リンパ節などに転移が認められる場合にもあてはまります。俗に言う「手遅れ」の状態です。

この場合、患者や家族らは「がん宣告」と「手遅れ宣告」を同時に受けることになります。それだけに、この時に患者や家族らを見舞う衝撃には、手術後に再発宣告を受けた患者や家族らを襲う以上のものがあるかもしれません。

そして、標準がん治療では、このような絶望的なショックの底にいる患者や家族らに抗がん剤治療が追い討ちをかけていくのです。

そもそも、抗がん剤には「がんを治す力」は基本的にありません。

確かに、睾丸《こうがん》がんや絨毛《じゅうもう》がんなどごく一部の固形がん、白血病や悪性リンパ腫などの血液がんについては、抗がん剤で治ることがありますが、がん全体から見ればレアケースにすぎません。つまり、圧倒的多数を占める固形がんについては、再発がんや転移がんも含めて、抗がん剤治療で治癒に至ることはほとんどありません。そして、がん治療医らは「Ⅳ期がんは治らない」ことを前提として治療を行うのです。

言うまでもなく、がん治療医らはこれらの事実をよく知っています。ただし、患者や家族らに「抗がん剤治療を受けても、がんが治ることはありません」とは明言しにくいものです。そのため、多くの場合、医師は次のような〝励ましの言葉〟を駆使して、患者や家族らを説得しようとします。

「最近はいいお薬（抗がん剤のこと）もたくさんあります」

「私たちも全力で支えますから、希望を持って頑張りましょう」

これらの励ましの言葉が医師の悪意から発せられている、すなわちウソを伝えて患者や家族らを騙《だま》そうとしている、とまでは私も言いません。医師の胸の内に患者や家族らを何とか勇気づけたいという気持ちがあるのもまた事実でしょう。

しかし、「厳然たる事実」と「励ましの言葉」との間にある大いなるギャップは、結果的に患者や家族らをさらなる絶望の淵へ追い込んでいくことになるのです。

「抗がん剤治療」の偽らざる真実

標準がん治療は病期（ステージ）ごとの治療の方法や手順などが書かれた「治療ガイドライン」に沿って画一的に進められていきます。なぜなら、がん種別の学会や研究会などによって作成され権威づけられた治療ガイドラインは、がん治療医らにとってはバイブルとでも呼ぶべき絶対的な重みを持っているからです。

実際、治療ガイドラインから外れた治療をあえて行おうとするがん治療医は皆無に近いと言っていいでしょう。その治療法が現時点で最良の治療であると信じ込んでいることが大きな理由の1つですが、仮にがん治療医らが最良とされる治療法に疑問を感じたとしても見直されることはほとんどありません。

そんなことをすれば、自身の所属する医療機関や学会などの権威者から睨《にら》まれ、がん治療医としての立場が危うくなる恐れがあるからです。

そして、治療ガイドラインに書かれた治療の方法や手順が神聖不可侵である点は、手術後に再発を見た固形がんや最初から転移がある固形がん、すなわち抗がん剤では治せないはずのⅣ期固形がんに対する抗がん剤治療でも全く同じです。

事実、がん種別の治療ガイドラインには、そのようなⅣ期固形がん患者に投与すべき抗がん剤の種類や量、投与の期間や手順などが時系列に沿って詳細に記されています。このような抗がん剤治療の計画シートは専門用語で「レジメン」と呼ばれ、がん治療医はこのレジメンを厳守する形で患者に抗がん剤を投与していくのです。

中でも患者や家族らにとって悲劇的なのは、レジメンにも記載されている乗り換え治療です。乗り換え治療とは抗がん剤の種類を変えて継続される治療のことで、最近は最初から複数の抗がん剤を使用する多剤併用療法も盛んに行われていますが、ここでは話をわかりやすくするため1剤治療に単純化して説明します。

この場合、がん治療医はまず、レジメンに示されている用量や回数や期間などに従って、標的となるがんに最もよく効くとされている抗がん剤Aを患者に投与します。ところが、この抗がん剤Aが一定の奏効を示したとしても、がんは抗がん剤Aに対する耐性を次第に獲得していき、最終的に抗がん剤Aは効果を全く示さなくなってしまいます。また、抗がん剤Aが最初から全く効かないというケースも少なくありません。

このような場合、がん治療医は抗がん剤Aの投与を諦《あきら》め、新たに抗がん剤Bを患者に投与します。これが抗がん剤Aから抗がん剤Bへの乗り換え治療です。しかし、この抗がん剤Bもまた、抗がん剤Aと同じような道筋を辿《たど》って、やがて標的がんに全く奏効を示さなくなってしまいます。そのため今度は抗がん剤Bから抗がん剤Cへの乗り換え治療が開始されますが、治療はA剤、B剤と同様の結果に終わります。

結局、C剤がダメなら抗がん剤Dで、D剤もダメなら抗がん剤Eで、さらにE剤がダメなら今度は抗がん剤Fで……といった具合に、乗り換え治療は使用できる抗がん剤が尽きるまで延々と続けられていくのです。

ちなみに、治療ガイドラインに示されたレジメンでは、最初に行われる抗がん剤治療は「1次ライン」と呼ばれています。以後、乗り換え治療は2次ライン、3次ライン、4次ライン……と続けられていきますが、がん種や投与方法によっては、乗り換え治療が10回以上にもわたって継続されるケースもあります。

しかも、前述したように最近は1次ラインから多剤併用療法が選択されるケースも多く、その後の乗り換え治療も含めて、数多くの抗がん剤を使用することがあたりまえになってきています。まさに「抗がん剤漬け」とでも呼ぶべき現実がそこにあるのです。

「もうウチでできることはありません」

では、治療ガイドラインとレジメンを信奉するがん治療医によって抗がん剤漬けにされたIV期固形がん患者には、どのような運命が待ち受けているのでしょうか。

抗がん剤は猛烈な毒性を持つ薬剤です。その猛烈な毒性ゆえに、抗がん剤は「がん細胞」だけではなく「正常細胞」をも次々と殺傷していきます。

つまり、抗がん剤治療はがん細胞であるか正常細胞であるかを問わず、ヒトの全細胞に絨毯《じゅうたん》爆撃を加えていくような荒療治なのです。あるいは、がん細胞と正常細胞のどちらが先に白旗を揚げるか、生き残り競争をさせる荒療治と言ってもいいでしょう。

当然、正常細胞が致命的なダメージを受ければ、患者は荒療治の甲斐《かい》なく死に至ります。いわゆる抗がん剤による副作用死（毒性死）です。また、正常細胞が致命的なダメージを受けなかったとしても、患者は抗がん剤による辛《つら》い副作用に耐え続けなければなりません。しかも、抗がん剤の毒性は治療の継続によって蓄積されていきますから、少なからぬ患者がいずれかの時点で副作用死してしまうのです。

実際、治療開始から時を経ずして副作用死してしまうケースもあります。中には、きわめて稀ですが、最初の抗がん剤投与、たった1回の投与で急死してしまうケースすらあるのです。抗がん剤治療は「延命」を目的に行われますが、このように治療開始から短期間で死亡してしまった場合、患者の家族らは「抗がん剤に殺された」と感じるでしょう。

同様の矛盾は、抗がん剤による辛い副作用に長らく耐え続けた後に副作用死してしまったケースにもあてはまります。この点については、全国的にも著名な大学病院で語り草になっているエピソードがあります。

その大学病院に勤務するある外科医（がん治療医）は抗がん剤治療中に急死した患者をみずから解剖しました。すると、原発巣や転移巣にあったがんのほか、腹膜に散らばっていたがん（腹膜播種《はしゅ》）までが完全に消失していました。

そして、この様子を目の当たりにした外科医は悲嘆に暮れていた家族らを呼び寄せ、何やら微笑を浮かべながら次のように言い放ったというのです。

「ほら、見てください。この通り、がんはきれいに消えています。よかったですね。抗がん剤はきちんと効いていたのです」

いかに抗がん剤が効こうが、いかにがんが消滅しようが、患者が亡くなってしまったのでは、それこそ元も子もありません。まさに本末転倒としか言いようのない放言ですが、実はこの「抗がん剤は効く」という言葉も曲者《くせもの》なのです。

抗がん剤による副作用の辛さを訴える患者や家族らに対して、がん治療医はしばしばこの言葉を口にして治療の継続を促します。

がん治療医らが言うように、抗がん剤によって、がんが縮小したり消滅したりすることはあります。その意味において、確かに抗がん剤は効くのです。

しかし、前述したように、がんはやがて必ず抗がん剤に対する耐性を獲得し、抗がん剤は全く効かなくなっていきます。しかも、がんは新たな抗がん剤耐性を獲得するたびに一段と狂暴化していき、縮小や消失を繰り返していたがんがいよいよ猛烈な勢いでリバウンドしてくるのです。

そして、患者が何とか抗がん剤治療の最終ラインまで生き延び、ついに使える抗がん剤が尽き果てた時、患者や家族らはがん治療医から次のように言い渡されます。

「たいへん残念ですが、もうウチでできることはありません。すぐに紹介状を書きますから、今後は緩和ケアを受けてください」

患者や家族らの気持ちとしては誰もいない荒野に置き去りにされたような心境でしょう。

がん治療は１００年以上も変わっていない

実は、抗がん剤はマスタードガスを起源に持つ薬剤です。

マスタードガスは約１５０年前にドイツで開発された毒ガスで、第１次世界大戦の際に化学兵器として初めて使用されました。その後、このマスタードガスを元に合成される抗がん剤の開発が積極的に進められた結果、20世紀半ばにナイトロジェンマスタードと呼ばれる世界初の抗がん剤が作られました。

ナイトロジェンマスタードは白血病や悪性リンパ腫などの血液がんに対する抗がん剤として使用され、その後、このナイトロジェンマスタードを元にした新たな抗がん剤が次々と作られていきます。そして、この間の抗がん剤開発に一貫して流れている共通の思想は「がんを徹底的に叩《たた》く」「がん細胞を殲滅《せんめつ》する」という考え方でした。

さらに言えば、抗がん剤の産みの親であるマスタードガスの起源はロベルト・コッホやルイ・パスツールらによる19世紀の感染症治療にまで遡《さかのぼ》ります。

コッホはドイツの細菌学者、パスツールはフランスの細菌学者で、コッホは炭疽《たんそ》菌や結核菌やコレラ菌などを発見したこと、パスツールは炭疽菌ワクチンや狂犬病ワクチンなどを開発したことで知られています。これらの偉業から両者は「近代細菌学の開祖」と呼ばれていますが、彼らの感染症治療に一貫して流れている思想もまた「原因となる細菌やウイルスを殲滅する」という考え方なのです。

話を抗がん剤に戻すと、「がんを徹底的に叩く」「がん細胞を殲滅する」という考え方は抗がん剤の使用量にも如実に反映されています。

抗がん剤は、毒性に関する臨床試験、用量に関する臨床試験、効果に関する臨床試験などを経て、使用可能な治療薬として正式承認されます。このうち、用量に関する臨床試験では、副作用がギリギリ許容できる用量で、かつ、薬剤の効果を最大限に引き出せる用量が決められます。

そして、決定を見た用量は前述したレジメンに「極量」として記載されますが、副作用がギリギリ許容できる用量は「安全な用量」を意味しているわけではありません。極量は「効果を最大限に引き出すためには、すなわちがん細胞を殲滅するためには、一定程度の副作用死はやむを得ない」とする考え方から導き出された用量なのです。

したがって、耐えがたい副作用に苦しむ患者が抗がん剤の減量を訴えても、ほぼ例外なく、がん治療医は「極量で治療しなければ、抗がん剤は効かない」と言って譲りません。患者や家族らが抗がん剤治療の中止を訴え出た場合には、「当院では応じられないので他院へ」などと言われ、冷たく突き放されてしまうことさえあります。

近年は抗がん剤以外にも分子標的薬や免疫チェックポイント阻害薬などが延命を主な目的として使われるようになりました。しかし、新たに登場したこれらの薬剤もまた「がん細胞を殲滅する」という思想に縛られたまま使用されています。

分子標的薬は単独で使用される場合も、あるいは抗がん剤と併用して使用される場合もありますが、その使用量は先に述べた最大使用量（極量）を求める方法で決められます。そのため患者は強い副作用にしばしば苦しめられますが、がん治療医はなかなか薬剤の減量を考えてはくれません。また、免疫チェックポイント阻害薬は抗がん剤治療で効果が認められなかった患者に投与することが前提となっているのです。

殲滅思想という点では、手術や放射線治療も事情は同じです。手術は言わばがん病巣を物理的に根こそぎ取り除く治療であり、放射線治療もがん病巣を放射線で叩きのめす治療だからです。ただし、前述したように、Ⅲ期までの固形がんの場合、手術や放射線治療で治癒が期待できる点が抗がん剤治療とは事情を異にしています。

ちなみに、オーストリアの外科医、テオドール・ビルロートが世界で初めて胃がんの手術に成功したのは1881年のことです。近年はロボットを使った腹腔鏡《ふくくうきょう》手術をはじめとして新たな術式が開発されていますが、がん病巣を物理的に根こそぎ取り除いて殲滅するという本質に違いはありません。

結局、がん治療をめぐる思想は、実に100年以上、何も変わっていないのです。

京大病院時代から感じていた疑問や矛盾

しかし、かく言う私も京大病院時代には今述べたがん治療医らと同じような治療を行っていました。その意味では今になって偉そうなことを言う資格はないのかもしれませんが、当時の私がみずからの治療に対して根本的な疑問や矛盾を感じていたこともまた事実です。第6章以下で詳述する現在の私の治療体系は、まさにその時に感じていた疑問や矛盾にその原点があると、私は考えています。

例えば、私が専門としていた手術です。前述したように、京大病院時代、私は延べ2000例を超える肺がん手術をこの手で行いました。ところが、患者の身体への侵襲性にも配慮した完璧と思える手術を行っても、手術後に3割から4割の患者で再発が起こってくるのです。

また、術後補助化学療法（再発予防のための抗がん剤治療）を行う際も、点滴薬に比べて副作用の発現が軽微な経口薬の投与を心がけていました。しかし、点滴薬であろうが経口薬であろうが、結果的には術後補助化学療法を実施しても実施しなくても同じように再発が起こってくるのです。

最善の手を尽くしているのに、なぜ再発を防止できないのか——。

当時の私はこのような疑問や矛盾を抱えながら日々の手術に明け暮れていましたが、振り返れば、これらの疑問や矛盾こそが私をして「がんとは何か」を考えさせ、それを分子生物学的レベルにまで掘り下げさせていく出発点になったのです。

同様に、当時の私は手術後に再発を見た3割から4割の患者には、いわゆる「延命」のための抗がん剤治療を行っていました。

先に述べたように、それまで元気だった患者が治療開始から間もなく副作用死してしまったケース、あるいは抗がん剤耐性を獲得したがんが猛烈な勢いでリバウンドして予後不良となってしまったケースなども経験しました。そして、使える抗がん剤が尽きた患者に対しては、私も緩和ケア行きを宣告していたのです。

延命治療に対する疑問や矛盾はまさに山積していました。

抗がん剤でがんを徹底的に叩くという考え方には大きな誤りがあるのではないか。そもそも手術後に再発を起こしてしまったがんは本当に治せないのか——。

手術や術後補助化学療法に対して感じていた疑問や矛盾と同じく、延命を名目とした抗がん剤治療へのこのような疑問や矛盾もまた、その後の私に全く新しいがん治療の地平を拓《ひら》かせる出発点になったのです。

ならば、どうすればいいのでしょうか。

その第一歩は、医師も患者も家族も、否、すべての人々が、がんを細菌やウイルスのような非自己の敵と見なして殲滅するという、100年以上も変わらない思想から脱却することから始まると、私は確信しています。

次章（第2章）では、「劇的寛解」という言葉をキーワードに、標準がん治療の限界を乗り越えるための、新たな考え方や道筋を模索していきます。

第2章　劇的寛解例に学べ

「天寿がん」が雄弁に物語る真実

そもそも、がんはどのようにして宿主であるヒトを死に至らしめるのでしょうか。本章ではまず、この点について掘り下げていきましょう。

標準がん治療では「治らない」とされるⅣ期の固形がんを例に取ると、多くの場合、患者は原発巣から転移した他臓器が機能不全に陥ることによって死に至ります。そして、転移巣で起こる臓器不全には、1つの臓器が致死的な状態に陥る単臓器不全と複数の臓器が致死的な状態に陥る多臓器不全の2つのケースがあります。

単臓器不全について言えば、転移巣の増大によって、例えば腎臓《じんぞう》が機能不全に陥る腎不全、肝臓が機能不全に陥る肝不全などがあります。内臓の腹膜に散らばった豆粒のような転移巣、いわゆる腹膜播種《はしゅ》が増大して消化管を圧迫した結果、消化管の通過障害によって死に至るケースなども、単臓器不全に含めていいでしょう。

一方、転移を来した複数の臓器が同時多発的に機能不全に陥る多臓器不全は、多くの場合、極量の抗がん剤による乗り換え治療を続けた結果として起こってきます。抗がん剤治療は臓器に転移があるか否かを問わずヒトの全細胞に絨毯《じゅうたん》爆撃を加えていくような荒療治であること、またがんは抗がん剤耐性を獲得していくたびに一段と狂暴化して猛烈にリバウンドしていくことが、結果的にしばしば多臓器不全をもたらすのです。

もっとも、私は抗がん剤治療を全面的に否定しているわけではありません。「抗がん剤も使い方次第」というのが私の基本的なスタンスです。例えば抗がん剤の使用量を減量した場合、あるいは抗がん剤治療を途中で中止した場合、さらには抗がん剤治療そのものを行わなかった場合などでは、仮に複数の臓器に転移があったとしても、患者の多くは多臓器不全ではなく、最初に陥った臓器の機能不全、すなわち単臓器不全で死に至ります。

では、がんが宿主であるヒトを死に至らしめるこれらのプロセスを逆方向から眺めた場合、どのような風景が見えてくるでしょうか。

抗がん剤はその強い毒性によって患者にしばしば副作用死をもたらしますが、がん細胞そのものがヒトを死に至らしめる毒素を作り出しているわけではありません。

つまり、たとえ体の中にがんがあったとしても、それだけで死に至ることはほとんどあり得ないのです。別の言い方をすれば、複数の臓器に転移があったとしても、転移巣が臓器不全を起こさなければ、ヒトががんで死ぬことはまずない、ということになります。

そこで注目していただきたいのが「天寿がん」の存在です。

日本では今、「2人に1人ががんにかかる」と言われています。しかし、これは日本人が「一生のうちにがんと診断される確率」を述べたもので、すべての世代で2人に1人ががんにかかることを示しているわけではありません。

事実、公益財団法人がん研究振興財団がまとめた「がんの統計'19」を見ると、例えば日本人男性ががん（対象は全がん種）にかかる確率は、39歳までが1・1％、49歳までが2・6％、59歳までが7・7％、69歳までが20・9％、79歳までが41・5％と、歳を取るにつれて上昇し、80歳以降（生涯）では63・3％に達しています（女性の場合も同じ傾向）。要するに、がんにかかるリスクは加齢とともに急増していくというのが、「2人に1人ががんにかかる」という統計数字の本質なのです。

しかも、このデータは一生のうちにがんと診断される確率を示しているにすぎず、がんにかかっていることを知らずに天寿を迎えた高齢者はカウントされていません。このようなケースも含めた場合、高齢者ががんにかかる確率は「2人に1人」をはるかに上回る数字になると考えられるのです。

実際、老衰で死亡した高齢者を解剖すると、かなりの高確率でがんが見つかります。そして、がんにかかっていたにもかかわらず、本人も家族も医師もそうとは気づかぬまま、がんではなく老衰で亡くなった、すなわち天寿を全うできたという意味で、このようながんは「天寿がん」と呼ばれているのです。

「治る」と「治らない」の間にある概念

天寿がんは「安らかに人を死に導く超高齢者のがん」と定義されています。

定義にある超高齢者とは男性なら85歳以上、女性なら90歳以上とされていますが、中には、亡くなる数か月前から胃の不調や食欲不振を訴え、死後の解剖の結果、胃の出口付近にがんがあったことが判明した、といったケースもあります。この場合、死因は老衰ではなく胃がんによる消化管の通過障害だったということになりますが、外形的にはだんだんとものが食べられなくなって老衰による自然死を迎えたように見えるのです。

このようなケースも含めて考えると、天寿がんは「超高齢者を最小の障害で死に導くがん」と定義づけることもできるでしょう。

しかし、私がここで問題にしたいのは安らかな死に方ではなく、天寿がんが物語る真実から見えてくる新たな視点です。

前章（第1章）で述べたように、がん患者の多数を占める固形がんの場合、原発巣の摘出手術からおおむね5年が経過して、他臓器や遠隔リンパ節などに再発が認められなければ「がんは治った」と判定されます。一方、手術後に再発した場合、あるいは最初にがんが見つかった時点で転移が認められた場合には「がんは治らない」と判定されます。

後者の場合、「治らない」という判定は事実上の死の宣告にあたること、すなわち「治らない」は「死ぬ」と同義であることも、前章で指摘しました。

突き詰めて言うならば、標準がん治療には「治る」か「治らない（死ぬ）」かの二択、2つの結論しか存在していない、ということになるのです。

ところが、天寿がんの存在は、「治る」と「治らない」の間にはもう1つの概念、それらの間に位置する概念があることを教えています。

では、「治る」と「治らない」の間にある概念とはどのようなものなのでしょうか。

そこで浮上してくるのが「寛解」というキーワードです。

寛解は「根本的な治癒には至らないものの、病勢が進行せずに安定している状態」のことです。Ⅳ期の固形がんを例に取れば、転移巣が致死的な臓器不全を起こすほどには増悪せずに小康状態を保っている状態です。

この点は転移巣が1つであっても複数であっても同じで、寛解状態にある限り、患者ががんそのものによって死に至ることはありません。

同様に、天寿がんが超高齢者を苦痛死に至らしめることはほとんどありません。前述したように、がんにかかっていたにもかかわらず、本人も家族も医師もそうとは気づかぬまま、老衰死のように安らかに亡くなっていくのです。

これを寛解という言葉を使って言い換えれば「がんが寛解状態をずっと保ったまま、老衰死のように天寿を全うした」ということになります。

実は、標準がん治療にも寛解という概念がないわけではありません。

例えば、延命のための抗がん剤治療でも、がんが消失した場合の完全奏効（ＣＲ＝コンプリート・レスポンス）、あるいはがんが縮小した場合の部分奏効（ＰＲ＝パーシャル・レスポンス）という概念が存在します。

しかし、すでに指摘したように、ほとんどの場合、がんは抗がん剤に対する耐性を獲得し、かつ、猛烈な勢いでリバウンドしてきます。つまり、抗がん剤治療における完全奏効や部分奏効は一時的な寛解状態にすぎないのです。

寛解状態が一時的なもので終わってしまうのでは意味がありません。標準がん治療の限界を乗り越える全く新しいがん治療の地平を切り拓《ひら》くには、天寿がんのように寛解状態がずっと続く状態を実現させる必要があるからです。

そこで次なるキーワードとして浮上してくるのが「劇的寛解」という言葉です。

この言葉は、長年にわたる臨床や研究の末に私が用い始めた造語ですが、同時期に米国の腫瘍《しゅよう》内科学の研究者として知られるケリー・ターナー博士も、日本で翻訳出版された『がんが自然に治る生き方』（プレジデント社、2014年）などの著書の中で、「Radical Remission（根本的な寛解＝劇的寛解）」という概念を提唱しています。寛解は「根本的な治癒には至らないものの、病勢が進行せずに安定している状態」のことですが、私はこの概念をさらに前進させる形で、劇的寛解を「標準がん治療ではおよそ考えられない寛解状態が長く続くこと」と定義しました。

つまり、この劇的寛解こそが、前述した「治る」と「治らない」の間に存在する、あるいはその間隙《かんげき》を埋める究極の概念なのです。

「余命半年」の肺がん患者が3年後に現れた

実は、私が今述べた「劇的寛解」というオリジナルな言葉と概念に辿《たど》り着くキッカケを与えてくれたのはAさんという京大病院時代の患者さんでした。

私が京大病院呼吸器外科の教授を退官（2007年）して間もなくのことです。退官から数年の間、私はいくつかのクリニックや中規模病院で外来を受け持っていましたが、その私の外来にAさんがひょっこりと姿を現したのです。

私はAさんのお元気そうな様子を目の当たりにして驚きました。

というのも、Aさんはすでに肺がん（原発巣）が体のあちこちに転移していた患者さんで、およそ3年前、私が京大病院で手術不能と診断していた末期の患者さんだったからです。その後、Aさんは延命のための抗がん剤治療や放射線治療を受けていましたが、私は初診の段階で「余命は半年くらいだと思います」とも伝えていたのです。

そんな経緯があったものですから、たいへん失礼ながら、私は「Aさんはとっくの昔にお亡くなりになっている」と思い込んでいました。

私は眼の前に現れたAさんに虚心坦懐《たんかい》に尋ねました。

「Aさん、お元気そうで何よりです。それにしてもビックリしました。いったい、どのようにして、あの肺がんを乗り越えられたのですか」

すると、Aさんは次のようにおっしゃったのです。

「食事療法です。食事を変えたら、こうなりました」

Aさんはかつて酒とタバコをたしなんでいました。大好きだったその酒とタバコをキッパリとやめた上で、食生活の見直しに徹底的に取り組んだというのです。

Aさんが実践してきた食事療法はおおむね以下のようなものでした。

・食事は「1日2食」とする
・1日あたりの総摂取カロリーを「1600キロカロリー以下」に抑える
・炭水化物の主な摂取源は白米ではなく「玄米」とする
・タンパク質の主な摂取源は「豆腐（植物性タンパク質）」とする
・「野菜」や「果物」を多く摂取する
・緑黄色野菜をすり潰《つぶ》した「ジュース」を飲む
・「水分」を多く摂取する

実は、その後、Aさんは私が2011年に開設したクリニック（からすま和田クリニック。京都市中京区）を受診され、今（2022年1月現在）も当時と全く変わりなくピンピンしておられるのです。

京大病院時代、私が「余命半年」を宣告した時点から数えれば実に18年です。Aさんのケースは標準がん治療ではおよそ考えられない超長期生存例ですが、おそらく現在の良好な状態を保ったまま天寿を全うされるのではないかと私は見ています。

いずれにせよ、Ａさんは「劇的寛解はどうすれば得られるのか」について、私に身をもって教えてくれた最初の患者さんだったのです。

ヘーゲルの「弁証法」に学ぶ

ところが、Ａさんのような劇的寛解例を目の当たりにした時、標準がん治療を絶対とするがん治療医らは、ほぼ例外なく「そんなはずはない」「何かの間違いだろう」などと言って、眼の前で起きている事実を全面否定しようとします。

肺がんで言えば、治療ガイドラインにあるあらゆる手を尽くしても、がん患者のおよそ7割しか救うことができないという、動かしがたい現実があるにもかかわらず、あえて眼前の劇的寛解例から目を逸《そ》らそうとするのです。

このような頑《かたく》なな態度の裏側には、標準がん治療ではおよそ考えられない劇的寛解の存在を認めてしまうと、自分たちが依拠してきた標準がん治療の体系そのものが崩壊しかねないという、レゾンデートル（存在意義）に関わる警戒感があるのかもしれません。

したがって、例えばAさんが身をもって証明した「食生活を改善すれば劇的寛解が得られる」という事実に関心を示すがん治療医も皆無に近いのです。

しかし、私は彼らや彼女らのようには考えませんでした。その際、私が参考にしたのはヘーゲルが提唱した弁証法的論理学です。

ヘーゲルは18世紀後半から19世紀初頭にかけて活躍したドイツの哲学者です。そのヘーゲルが定式化した弁証法は①テーゼ（前提命題）→②アンチテーゼ（反対命題）→③アウフヘーベン（止揚）→④ジンテーゼ（統合命題）の4段階で構成されています。

出発点となるのは前提となるある命題（テーゼ）です。次に、前提となる命題と矛盾する反対命題、もしくは前提となる命題を否定する反対命題（アンチテーゼ）が提起されます。そして、相対立するテーゼとアンチテーゼを発展的に統一していくための思索や作業（止揚＝アウフヘーベン）が行われ、その結果、テーゼとアンチテーゼが本質的に融合された、全く新しい建設的な統合命題（ジンテーゼ）が誕生していくのです。

私はこの弁証法を使って劇的寛解への道筋を考えてみることにしました。

この場合、出発点となるのは標準がん治療医らがゆるぎない定説として信じ込んでいる「Ⅳ期がんは治らない」というテーゼ（前提命題）です。ところが、Aさんが身をもって証明したように、その定説の一方には「Ⅳ期がんでも治るケースがある（Ⅳ期がんでも劇的寛解は得られる）」というアンチテーゼ（反対命題）が確かに存在するのです。

そして、ここが重要な分岐点になります。

前述したように標準がん治療医らはほぼ例外なくアンチテーゼをいとも簡単に否定してしまいますが、ここで必要なのは2つのテーゼ（前提命題と反対命題）がなぜ矛盾するのかを科学的に掘り下げていくことです。具体的には「治らないとされているⅣ期がんでも治るケースがあるのはなぜなのか」を科学的に検証していく作業です。

この科学的な検証を経て、矛盾していたテーゼとアンチテーゼが発展的にアウフヘーベン（止揚）され、Ⅳ期がんを劇的寛解に導く新たながん治療の地平（ジンテーゼ＝統合命題）が切り拓かれていくことになると、私は考えたのです。

実際、とっくの昔に亡くなっていると思い込んでいたAさんとの邂逅《かいこう》の後、私は「食事ががんに与える影響」について、調査を分子生物学の領域にまで掘り下げる形で、世界中の関連論文を徹底的に調べ上げました。実に100年以上も前のものから最新のものに至るまで、必要と思われる論文をくまなく渉猟しました。

その結果、私は「食生活の改善によってⅣ期がんを劇的寛解に導くことができる」という確信を、信頼に足る数多くの科学的証拠とともに得ることができたのです。

EBMから「SBM」へのパラダイムシフト

標準がん治療はEBM(Evidence Based Medicine＝エビデンス・ベースド・メディスン)と呼ばれています。

EBMはしばしば「根拠にもとづく医療」と訳されますが、この日本語訳は大きな誤解のもとになります。エビデンスは「証拠」「根拠」「証言」「形跡」などを意味する英単語ですが、実情を踏まえたEBMの正しい日本語訳は「統計的根拠にもとづく医療」でなければならないのです。

事実、EBMは比較試験(被験者を2つの集団に分けて行われる臨床試験)などから得られたエビデンス、すなわち被験者集団から得られた統計的根拠にもとづいて構築された「演繹《えんえき》的な治療体系」です。そして、演繹的な治療体系であるがゆえに、患者集団にとってのベネフィットは、一定の割合の患者たちには利益をもたらしますが、個々の患者にとってのベネフィットとは必ずしも一致しません。

例えば、「この抗がん剤を使えば6か月の延命効果が得られる」というエビデンスがあったとしましょう。しかし、「６か月の延命効果が得られる」というベネフィットは、あくまでも患者集団に対するベネフィットにすぎないのです。

実際、この抗がん剤を使っても、延命効果は全く得られず、辛《つら》い副作用だけを被った、というケースは数多く存在します。このような場合、患者個人にとってＥＢＭは有害無益となります。にもかかわらず、患者集団から見ればＥＢＭは有益であるとされているところに、標準がん治療の陥穽《かんせい》が潜んでいると言っていいでしょう。

また、ＥＢＭにもとづいて構築された治療体系は「Ⅳ期がんは治らない」との前提に立脚した治療体系であることに加え、「その後に誤りや限界などが明らかになったとしても、見直されたり改められたりすることはほとんどない」という、演繹的な治療体系ゆえの構造的な弱点も併せ持っています。

そもそも、患者集団は統計学上の概念として措定された存在にすぎず、現実に存在しているのは血の通った生身の患者個人なのです。患者集団から導き出されたＥＢＭが演繹的な治療体系とならざるを得ないのもそのためで、このＥＢＭを唯一絶対のものと信じた結果、多くの標準がん治療医がエビデンス至上主義、治療ガイドライン至上主義に陥り、ベルトコンベアー式の画一的な治療を無反省に続けています。

ならば、がん治療に対する考え方をどのように変えたらいいのでしょうか。

私はＥＢＭから「ＳＢＭ（Science Based Medicine＝サイエンス・ベースド・メディスン＝科学にもとづく医療）」へ、すなわち演繹的思考から「帰納的思考」へのパラダイムシフト（発想の転換）が不可欠であると考えています。

私が考えるＳＢＭは、例えば医学論文などで科学的に証明されている事実、あるいは患者さんが実際に行ってみて有効だった治療法など、一定の実証性があるサイエンス（科学的証拠）にもとづいて帰納的に積み上げられていく治療体系です。

さらに言えば、ＳＢＭは研究や臨床を通じて得られた科学的事実にもとづいて実際に治療を行い、その結果を見ながらさらに新しい治療法を模索していく作業を繰り返すことで帰納的に積み上げられていく治療体系でもあります。

前述した「弁証法を使った劇的寛解への道筋」に沿って言えば、ＥＢＭからＳＢＭへのパラダイムシフト、すなわち演繹的思考から帰納的思考へのパラダイムシフトは、「Ⅳ期がんは本当に治らないのか」と問うことから始まります。そして、ＥＢＭでⅣ期がんを治せないのであれば、「治った人はどんなことをしていたのか」を探ること、すなわち「単一の実験、研究などから導き出された観察結果（一定の実証性がある科学的証拠。とくに分子生物学分野における新たな知見）を評価すべく試みること」が重要なのです。

このような試みは証拠的かつ帰納的であり、これを繰り返しながらＥＢＭ（演繹的な治療手法）の限界をＳＢＭ（帰納的な治療手法）で乗り越え、ＳＢＭで得た結果から新たな仮説を打ち立て、新たな仮説を比較試験などの演繹的手法で証明することがアウフヘーベンなのです。さらに、新たな仮説の中に矛盾や疑問があれば、ＳＢＭに立ち戻ることで問題を解決し、最終的にはこのプロセスを繰り返すことでⅣ期がんを劇的寛解に導く新たながん治療の地平（ジンテーゼ）が切り拓かれていくと、私は考えています。

だからこそ、ＳＢＭに則《のっと》った新たながん治療では、ＥＢＭに則ったこれまでの標準がん治療では説明のつかなかった事案や事象、例えば「Ⅳ期がんでも劇的寛解が得られることがある」という、前述したＡさんのようなケースについても見逃すことなく、分子生物学領域での解明も含めてむしろ積極的に検討していくのです。

本来、標準がん治療で治癒や寛解が得られた患者と得られなかった患者がいた場合、がん治療医は「この患者は治癒や寛解を得られなかったのに、あの患者はなぜ治癒や寛解を得られたのか」と考え、その科学的証拠を個別具体的に探究してみるべきなのです。それをＥＢＭの名のもとに放棄してしまうのは科学的態度とは言えません。

そして「劇的寛解例」は続出した

劇的寛解例に学べ——。Aさんとの一件の後も、私は標準がん治療ではおよそ考えられない劇的寛解を得た患者さんの話に耳を傾け続けました。

そして、劇的寛解例の集積とともに、私の研究対象も「なぜ劇的寛解がもたらされるのか」の解明にとどまらず、「がんはどのようにして誕生するのか」「がんはどのようにして増殖、転移するのか」、さらには「そもそも、がんとは何者なのか」など、がんの本質をめぐる解明へとウイングを広げていきました。

その結果、第6章以下で詳述する独自の治療ストラテジーが確立されていくことになったのですが、この治療ストラテジーは今もなお日々の治療の結果をフィードバックする形で進化を続けています。

もっとも、標準がん治療の世界から見れば、私が確立した治療法もいわゆる「がんの補完代替療法」の1つ、になるのかもしれません。

私は標準がん治療を全面的に否定しているわけではなく、標準がん治療の優れた部分についてては治療に取り入れています。その意味では私の治療法が補完代替療法と見られることに不満はありません。

ただ、いささか問題なのは、がんの補完代替療法に「科学的証拠のない治療」「どこかいかがわしい治療」といったイメージがまとわりついている点です。

実際、京大を退官後、私が外来を受け持っていたクリニックでも、がんの補完代替療法で高額の治療費を患者に負担させているケースが見られました。私がそのクリニックを去り、京都市内に自分のクリニックを開設したのもそのためだったのですが、だからと言ってがんの補完代替療法そのものに罪があるわけではありません。

しかも、先に指摘したように、私が確立した治療法は科学的証拠に立脚した治療法、すなわちＳＢＭであるという点が最大のポイントでもあるのです。

実は、米国では、がん患者の97％が補完代替療法を試みているとの報告もあります。そのような患者の要請に応《こた》えるべく、例えばニューヨークにあるメモリアル・スローン・ケタリングがんセンターでは、がんの専門医と代替療法医がチームを組み、代替療法を併用した「最善の治療」を提供しているのです。

まさに彼我の現状の違いを痛感させられる事実ですが、私のクリニックには、２０１１年の開設以来、現在までにおよそ４０００人の患者さんがお見えになっています。大半はやはりがんの患者さんで、そのうちのおよそ半分がⅣ期の患者さんですが、その約２００0人のⅣ期の患者さんの中から、劇的寛解を得る患者さんが続出しています。

実際、Ⅳ期と診断されてから3年、5年と延命を果たされている患者さんはザラで、さらに7年、10年、15年と長期延命を果たされている患者さんも珍しくはありません。中には、全身にがんが広がり、腹水も溜《た》まっているような状態から、実に10年以上もの延命を果たして、今もお元気で通院している患者さんもおられます。

もちろんすべての患者さんが長期延命を果たされているわけではありませんが、京大病院時代の私には想像すらできなかったことが現に起こっているのです。

ちなみに、このような劇的寛解例については、私のクリニックでの治療成績などをまとめた3つの医学論文の中から、注目すべき劇的寛解例を第9章で紹介していますので、ぜひ参考にしてみてください。

第3章　がんの正体

「真核細胞多細胞生物」としてのヒト

Ⅳ期がんであっても劇的寛解は得られる――。

そのための具体的な治療戦略や治療方法については第6章以下で詳しく解説していきますが、それらを正しく理解するためには「がんの本質」を知っておく必要があります。がんの本質を知らなければ、治療の意味を正しく理解できず、結果的に治療の効果も上がりにくくなってしまうからです。

そこで、以下、本書では「がんの本質」を次の3つのカテゴリーに分け、「細胞レベルで何が起きているのか」を中心に掘り下げていきます。

①がんの正体（そもそも、がんとは何者なのか）
②発生と転移の仕組み（がんはどのようにして発生、転移するのか）
③がんの原因と特質（なぜがんにかかるのか。がんはどのような特質を持っているのか）

このうち、①については本章で、②と③については第4章と第5章で、それぞれ解説していきますが、①の「がんの正体」に迫るためにはまず、生命の起源（真核細胞多細胞生物としてのヒトはいかにして誕生したのか）にまで遡《さかのぼ》る必要があります。

地球が誕生したのは約46億年前のことだと言われていますが、その地球の誕生からおよそ10億年後の38億年前から35億年前に、ヒトも含めた地球上のすべての生命体の共通祖先となる微生物が誕生したと推定されています。

この共通祖先は「ルーカ（ＬＵＣＡ＝Last Universal Common Ancestor＝最終普遍共通祖先）」と命名されていますが、その後、このルーカは約30億年前に「真正細菌（バクテリア）」と「古細菌（アーケア）」に枝分かれ（進化）したと考えられています。この真正細菌と古細菌はいずれも核を持たない原核細胞で、遺伝情報（ＤＮＡ）は他の封入体とともに、細胞質内に混在していたとされています。

この核を持たない原核細胞に対して、核を持つ細胞は「真核細胞」と呼ばれ、遺伝情報は核膜で分離される形で、すなわち核の中に格納される形で、細胞質内に独立して存在しています。そして、この真核細胞を持つ真核細胞生物の起源は、真核細胞多細胞生物であるヒトも含めて、ルーカから枝分かれした古細菌であると考えられているのです。

話はこのあたりからダイナミックになっていきます。というのも、その後、真核細胞生物の進化史を飾る２つの大事件が起きたからです。

第1の大事件は約20億年前に起きました。真核細胞生物がプロテオバクテリアと呼ばれる原核細胞生物を細胞内に取り込んだのです。

真核細胞生物が自身とは種の異なる原核細胞、すなわち異物を取り込んで共生していく現象は、細胞内共生と呼ばれています。そして、第1の出来事が進化史上の大事件とされているのは、取り込まれたプロテオバクテリアが宿主である真核細胞の中で「ミトコンドリア」へと変化し、そのミトコンドリアの存在によって菌類や動物などへの進化が起こったと考えられているからなのです。

一方、第2の大事件は約10億年前に起きました。第1の大事件で細胞内にプロテオバクテリアを取り込んだ真核細胞生物が、さらにシアノバクテリアと呼ばれる原核細胞生物を細胞内に取り込んだのです。

そして、この第2の細胞内共生が進化史上の大事件とされているのも、取り込まれたシアノバクテリアが宿主である真核細胞の中で「葉緑体」へと変化し、その葉緑体の存在によって藻類や植物などへの進化が起こったと考えられているからです。

以上のような生命の起源と進化の歴史を俯瞰《ふかん》すれば、真核細胞多細胞生物としてのヒトは、ルーカ（共通祖先）↓古細菌（アーケア）↓真核細胞生物↓プロテオバクテリアの取り込みと共生→プロテオバクテリアのミトコンドリアへの変化→菌類→動物→ヒトという進化の生物系統樹を辿《たど》る形で誕生したことがおわかりいただけるでしょう。

ミトコンドリアは「エネルギー発電所」

しかし、ここで１つの疑問が生じてきます。

ヒトの体は37兆個（60兆個とする旧説もある）とも言われる、莫大《ばくだい》にして多種多様な真核細胞から成り立っています。微生物レベルの真核細胞生物で起こる進化ならいざ知らず、これほど莫大な数と種類の真核細胞を持つ多細胞生物へと進化を遂げるためには、想像を絶するエネルギーが必要だったはずです。

そのためのエネルギーはどのようにして産み出されたのでしょうか。

実は、その鍵《かぎ》を握っていたのが「ミトコンドリア」だったのです。

前述したようにミトコンドリアは真核細胞生物によって取り込まれたプロテオバクテリアが進化の過程で変化したものですが、そのミトコンドリアには圧倒的なエネルギー産生能力のあることがこれまでの分子生物学分野の研究で明らかになってきたのです。

生体に必要なエネルギーは細胞内にあるＡＴＰ（アデノシン三リン酸）と呼ばれる物質

（分子）を介して産み出されます。ATPがATP分解酵素によって分解される際、必要なエネルギーが放出されるのです。

そのため、ATPは「生体のエネルギー通貨」とも言われています。

そのATPの産生能力で比較すると、前述した真正細菌（バクテリア）や古細菌（アーケア）の場合、すなわちミトコンドリアを持たない細胞生物の場合、1個のブドウ糖から作り出せるATPの数は、わずか2個にすぎません。

ところが、ミトコンドリアを持つ細胞生物の場合、酸素をエネルギー産生に用いることができるため、1個のブドウ糖から作り出せるATPの数は、実に36個から38個にも跳ね上がります。酸素を用いたこの圧倒的に高いエネルギー産生能力こそ、ミトコンドリアの持つ最も重要な機能にほかなりません。

したがって、プロテオバクテリアとの細胞内共生という進化史上の大事件が起こらず、プロテオバクテリアからミトコンドリアが生まれていなければ、真核細胞多細胞生物としてのヒトが誕生することもあり得なかった、ということになるのです。

ちなみに、同様のことは植物への進化にもあてはまります。

シアノバクテリアから変化した「葉緑体」は、二酸化炭素と水を使って光合成を行うことで成長に必要なエネルギーを産み出し、産み出したエネルギーを植物自身の内部に蓄積します。また、植物の細胞内にもミトコンドリアは存在しており、植物はミトコンドリアによっても成長のためのエネルギーを産生、蓄積しています。

いずれにせよ、エネルギー貯蔵庫としての植物は蓄積したエネルギーを食料として動物などに提供しているほか、光合成の際に放出された酸素は動物などの細胞内にあるミトコンドリアがエネルギーを産生する際に使われているのです。

つまり、進化の歴史の中で植物が誕生していなければ、真核細胞多細胞生物としてのヒトをはじめとして、地球上の多くの生物の進化、とりわけ動物の進化もあり得なかった、ということなのです。

話をミトコンドリアに戻せば、真核細胞多細胞生物としてのヒトの細胞の場合、たった1個の細胞だけでも100個から2000個（平均では1細胞中に300個から400個）ものミトコンドリアが細胞質内の小器官として存在しているとされています。また、ヒトにおけるミトコンドリアの総重量は体重の約10％にもあたるとされており、1日の代謝に関わるミトコンドリアの延べ重量も体重分に相当すると考えられているのです。

そして、先に述べたように、ヒトの体に遍在するこれらのミトコンドリアが「生体のエネルギー通貨」と呼ばれるATPを次々と作り出しているのです。

まさにミトコンドリアが「ヒトの細胞のエネルギー発電所」と言われるゆえんですが、一方でヒトの細胞にはミトコンドリアが機能不全に陥った時にストップをかける仕組みも備わっています。

ミトコンドリアがエネルギー発電所としての仕事を行っているうちに、その機能が次第に落ちて劣化を来すことがあるのです。その場合、機能不全に陥ったミトコンドリアを持つ細胞は、周囲の細胞との協調性が保てなくなるため、自然に消滅するように運命づけられており、そのような細胞は自爆機能を起動させて自壊していきます。

そして、このような細胞の自壊は「アポトーシス（細胞死）」と呼ばれています。

「低酸素状態」が引き起こす細胞死

アポトーシスは真核細胞多細胞生物の個体をより良い状態に保つために引き起こされる「プログラミングされた細胞死」ですが、このプログラミングされた細胞死は細胞のエネルギー発電所であるミトコンドリアが崩壊することで引き起こされます。要するに、アポトーシスはミトコンドリアの崩壊と同義なのです。

アポトーシスはミトコンドリアの内膜から崩壊の引き金となる物質（チトクロムC）が放出されることで始まります。その後、アポトーシスのプログラムが作動し始めると、細胞内で崩壊へ向けての反応が進み、ミトコンドリアは内膜の電位を保てなくなって崩壊します。そして、最終的には自壊した細胞の残骸《ざんがい》が貪食《どんしょく》細胞（食作用を持つ細胞の総称。食細胞とも呼ばれる）に取り込まれる形で、アポトーシスは完了するのです。

ただし、アポトーシスはエネルギー発電所であるミトコンドリアの機能不全だけで引き起こされるわけではありません。ミトコンドリアの機能不全によるアポトーシスは細胞の内部で生じる生体の調節メカニズムですが、アポトーシスは細胞の外部で生じる異常事態でも起こるのです。

この細胞の外部で生じる異常事態にはさまざまなケースが存在しますが、中でも「そもそも、がんとは何者なのか(がんの正体)」という、本章の最大のテーマと密接に関わっているのが「低酸素状態」です。さらに詳しく言えば、この低酸素状態とは「酸素は欠乏しているが、栄養は豊富にある状態」のことです。

では、このような低酸素状態はどのような状況で起こるのでしょうか。

よく知られていることですが、「酸素」と「栄養」は血液によって運ばれます。その際、血流を生み出すポンプの役割を担っているのが心臓です。

血液はまず、心臓から大動脈に送り出されます。その後、大動脈から枝分かれした小動脈へと送り込まれていきますが、血管の太さは各臓器に近づくにつれて次第に細くなっていきます。そして、動脈血は小動脈からさらに枝分かれした細動脈へと送り込まれ、最終的には細動脈の先にある各臓器に張り巡らされた毛細血管網に至るのです。

また、血液の組成は、固体成分である「血球成分」と液体成分である「血漿《けっしょう》成分」に分かれます。さらに、血球成分は赤血球、白血球、血小板に分かれ、血漿成分は水分、ブドウ糖、タンパク質、脂質、ナトリウムイオン、ビタミン、ホルモンなどに分かれますが、これらのうち、酸素は赤血球によって運ばれ、栄養は血漿によって運ばれます。

この場合、血管が正常な状態であれば、十分な酸素と栄養が動脈系の末端に位置する毛細血管網から各臓器に送り込まれていきます。

ところが、第5章で述べるような不摂生、すなわち結果的に前がん状態を作り出すような生活習慣を続けていると、血管の内皮が汚れたりデコボコになったりして、血管の内径（内側の太さ）が次第に細くなっていきます。

当然、血管の内径が細くなると、固体成分である赤血球は流れにくくなり、赤血球によって運ばれる酸素も流れにくくなります。一方、血管の内径が細くなっても、液体成分である血漿は流れるため、血漿によって運ばれる栄養は流れていきます。

そして、多くの場合、血管の内径が細くなることによる赤血球の鬱滞《うったい》は前述した細動脈で起きます。その結果、細動脈から毛細血管網へ流れ込む動脈血の酸素は欠乏し、各臓器の細胞は「酸素は欠乏しているが、栄養は豊富にある状態」に陥ることになるのです。

このような状態がなぜ臓器細胞のアポトーシスを引き起こすのでしょうか。

実は、ミトコンドリアは酸素と、ブドウ糖から分解されたピルビン酸を用いてエネルギー（ATP）を産生しています。したがって、いかに栄養（ブドウ糖）が豊富にあったとしても、酸素が欠乏している状態ではエネルギーを産み出すことができないのです。

エネルギーがなければ、細胞は生きていけません。つまり、前述したミトコンドリアの機能不全によるアポトーシスのケースと同様、この場合もミトコンドリアが崩壊に追い込まれて、臓器細胞は次々とアポトーシスを起こしていくのです。

がんの正体と「ワールブルク効果」

では、臓器細胞が「酸素は欠乏しているが、栄養は豊富にある状態」に陥ってアポトーシスしていくことと「がんの正体」とは、どのような関係にあるのでしょうか。

実は、ヒトの細胞は栄養源となるブドウ糖を取り込んだ後、まず初めに「解糖」というシステムによって、1つのブドウ糖を2つのピルビン酸に分解し、分解で得たピルビン酸をミトコンドリアに渡します。その後、ミトコンドリアは酸素を用いてピルビン酸を水と二酸化炭素に分解することでエネルギーを産生(ATP合成)するのです。

このミトコンドリア内における酸素を用いた分解とエネルギー産生のプロセスは「酸化的リン酸化」と呼ばれていますが、前半部分の「解糖」による分解とエネルギー産生のプロセス、すなわちブドウ糖をピルビン酸に分解してエネルギーを産生するプロセスに酸素は不要なのです。つまり、酸化的リン酸化と解糖には、「酸素を必要とするか、酸素を必要としないか」という点で、決定的な違いがあるのです。

これらの点を踏まえた上で、「がんとは何者なのか」について言えば、臓器細胞が酸素欠乏によって栄養をエネルギーに変えられずに次々とアポトーシスしていく中、「酸素が欠乏している状態でも解糖だけで栄養をエネルギーに変えて生きていくことのできる細胞」が出現します。そして、このように酸化的リン酸化を用いずに解糖だけで生きていくことのできる細胞こそ、分子生物学の分野から見た「がんの正体」なのです。

がん細胞は正常細胞とは異なる代謝、すなわち酸素欠乏の状況下においても解糖の仕組みだけを使って生存に必要なエネルギーを産生している――。

この現象を実験によって世界で最初に証明したのは、ドイツの生理学者で医師のオットー・ワールブルクでした。１９３１年、ワールブルクはこの研究成果によってノーベル生理学・医学賞を受賞しましたが、その後も研究を続け、１９５６年に「がん細胞の起源」と題する画期的な総説論文を発表しました。

ワールブルクはこの総説論文で以下のように述べています。

・まず、培養した正常細胞（線維芽細胞）を低酸素下に置く
・すると、大半の細胞は死滅する
・ところが、その中から死滅せずに生き残る細胞が現れてくる
・死滅せずに生き残った細胞は解糖（論文では発酵）だけを用いて低酸素下でもエネルギーを産み出している
・解糖だけによって生き始めた細胞（がん細胞）は、その後に酸素が与えられても二度と正常細胞には戻らない（不可逆性）

・解糖だけで生きる細胞の形質（性格、遺伝子の変化など）は、その不可逆性ゆえに蓄積されていく

がん細胞の発生メカニズムにも密接に関係するこれらの性質や現象は、ワールブルクの名にちなんで「ワールブルク効果」と呼ばれています。

そのワールブルクは１９７０年にこの世を去りましたが、その後もワールブルク効果に関する研究はドイツ国内で続けられました。そして、ワールブルクの死から50年後の２０２０年、ワールブルクの遺志を継ぐ研究者らによって「ワールブルク効果の再検証」と題する最新論文が発表されたのです。

この最新論文では数多くの新たな知見が明らかにされましたが、中でも注目すべき重要なポイントと考えられるのが以下の点です。

・ワールブルク効果は遺伝子の働きの変化、いわゆるエピジェネティックな変化（働いていなかった遺伝子が働き出すという意味での発現異常）によって起こる

・最初の遺伝子の働きの変化は低酸素誘導因子（ＨＩＦ）によって引き起こされる

（酸素の欠乏状態とＨＩＦが最初の遺伝子の働きの変化を引き起こす）

・このようにして誕生した「がん細胞」は「利己的に生きていく細胞」「利己的に増殖していく細胞」である（解糖だけで生存、増殖していくことのできる細胞）

以上をまとめると、がん細胞は「酸素が欠乏している状態でも酸化的リン酸化を用いずに解糖だけで栄養をエネルギーに変えて生きていくことができる細胞」であると同時に、「低酸素下で生きていくことを余儀なくされた細胞」、もしくは「低酸素下で生きていく道を選択させられた細胞」と言うこともできるでしょう。

「逆行性信号」と「基質レベルのリン酸化」

ワールブルクが１９５６年に論文を発表した時点では、ワールブルク効果と呼ばれる現象が存在することは実証実験によって確かめられていましたが、その現象がどのようなメカニズムによって起こるのかについてはあまり解明されていませんでした。その謎を新たな実証実験によって解明してみせたのが２０２０年の論文だったわけです。

加えて、分子生物学分野における近年の研究の積み重ねによって、がん細胞では「解糖だけで栄養をエネルギーに変えて生きていく」という信号がミトコンドリアから核に送られるらしい、ということもわかってきました。

正常細胞の場合、細胞の活動をコントロールする信号は、基本的に遺伝情報（DNA）が格納されている核から発せられます。ところが、がん細胞の場合、解糖だけでエネルギーを産生して生きていくという信号はミトコンドリアから核に送られるのです。

そして、送られる信号の向きが正常細胞とは正反対であることから、がん細胞におけるこのプロセスは「逆行性信号（反応）」と呼ばれています。

逆行性信号（反応）は細胞の代謝プロセスを根本的に変える現象です。つまり、逆行性信号（反応）のスイッチがオンになることで、解糖だけで利己的に生きるがん細胞が発生するらしいということが、ワールブルク効果を別の視点から裏づける可能性のある現象として注目されているのです。

ちなみに、逆行性信号（反応）については、酵母のレベルではその遺伝子の存在が確かめられていますが、ヒトの細胞ではその存在を確定できる段階には至っていません。

さらに言えば、分子生物学研究における近年の知見によって、がん細胞にはミトコンドリアの崩壊を防ぐメカニズムが存在することもわかってきました。

前述したように、アポトーシスはミトコンドリアの内膜から引き金となる物質が放出され、内膜の電位を保てなくなったミトコンドリアが崩壊することで起こります。正常細胞では酸素欠乏で酸化的リン酸化によるエネルギー産生が阻害された結果としてアポトーシスが起きますが、酸素を用いず解糖だけでエネルギーを産生するがん細胞といえども、ミトコンドリアが崩壊すればアポトーシスは起こるのです。

がん細胞は酸素欠乏状態でもブドウ糖をピルビン酸に分解しますが、分解で得たピルビン酸はミトコンドリアに伝達されません。にもかかわらず、がん細胞内のミトコンドリアが崩壊せず、がん細胞がアポトーシスを起こさないのは、なぜなのでしょうか。

実は、ミトコンドリアそのものにも低酸素下で栄養をエネルギーに変える仕組みと場所が存在しており、ミトコンドリアは自身が崩壊に追い込まれずに生きていくことができる程度のわずかなエネルギーを得ていることがわかってきたのです。

この場合のエネルギー産生のための代謝プロセスは「基質レベルのリン酸化」と呼ばれています。ミトコンドリアが低酸素下で行うこの基質レベルのリン酸化は、これまで述べてきた「解糖」とも「酸化的リン酸化」とも異なる代謝であり、この時に使用されるエネルギー通貨もＡＴＰではなくＧＴＰ（グアノシン三リン酸）であるとされています。

このようにミトコンドリアは低酸素下での基質レベルのリン酸化によってエネルギーを産生（GTP合成）し、自身が崩壊しないように、すなわちアポトーシスが起きないように内膜の電位を保っているのです。

つまり、がん細胞は「酸素が欠乏している状態でも酸化的リン酸化を用いずに解糖だけで栄養をエネルギーに変えて生きていくことができる細胞」であると同時に、「ミトコンドリアが生存に必要なわずかなエネルギーをGTP合成することで自身の崩壊（アポトーシス）を防いでいる細胞」と言うこともできるわけです。

しかし、がん細胞とミトコンドリアをめぐる興味深いメカニズムはこれだけではありません。驚くべきことに、ミトコンドリアががん細胞を発生させる可能性もあることが明らかになってきたのです。

2つの顔を持つ「異形の自己」

実は、ミトコンドリアにもごく少量の遺伝子が存在します。「ミトコンドリアDNA」と呼ばれる遺伝子ですが、この遺伝子は緊急的に必要な物質などを作り出すためのもので、細胞分裂などの恒常的な活動に使われるものではありません。

ところが、分子生物学分野における最新の研究や知見では、がん細胞はミトコンドリア自身の遺伝子変異によっても生じることがわかってきているのです。

本章の前半部分でも述べたように、十分な酸素と栄養があれば、ミトコンドリアは莫大なエネルギーを産生します。ブドウ糖から分解されたピルビン酸を酸素を用いてさらに分解してエネルギーを産み出すこのプロセスが「酸化的リン酸化」と呼ばれていることもすでに述べました。ところが、まれにミトコンドリア自身の遺伝子が変異し、この酸化的リン酸化が正常に行われなくなることによって、酸素を用いず解糖でエネルギーを産生して生きていくことを余儀なくされた細胞、すなわち「がん細胞」が誕生するということが明らかになってきたのです。

ちなみに、ミトコンドリアの遺伝子変異に起因するこのようながんは、脳腫瘍《しゅよう》をはじめとして、がん全体の数％から10％ほどを占めているとされています。

今日までの研究によって明らかにされてきた以上の知見を総合すると、以下のように、がんには①ミトコンドリアがそれなりに正常な細胞と②ミトコンドリアの遺伝子に変異のある細胞という、2つの形態が存在することになります。

①「酸素は欠乏しているが、栄養は豊富にある状態」で、ミトコンドリアの崩壊によるアポトーシスを防ぎつつ、自律的に生きることを選択させられた細胞

②「酸素の供給状態に関係なく栄養がある状態」で、ミトコンドリアの遺伝子変異によって、酸化的リン酸化のプロセスが阻害された細胞

このようにがん細胞の発生のメカニズムは2つに分かれますが、②についてはあくまでも例外的なケースです。また、がん細胞の中にはブドウ糖のほか、脂肪酸やタンパク質を好むものもあるなど、その表情は実に多様性に富んでおり、分子生物学の最新の知見をもってしても、いまだ不明な点は少なくありません。

しかし、およそすべてのケースに共通して言えることは、ほとんどのがん細胞は低酸素状態（酸素は欠乏しているが、栄養は豊富にある状態）を引き金として生まれる「異形の自己」、すなわち自分自身の体が作り出した異常な細胞であるという点です。

振り返ってみれば、ミトコンドリアは多細胞生物が異物として取り込んだプロテオバクテリアから変化した「非自己」であり、ミトコンドリアはその出自が非自己の異物であるがゆえに、アポトーシス（プログラミングされた細胞死）によって排除される運命を本来的

に持っていると言うことができます。

一方、がん細胞は非自己であるミトコンドリアが生存に必要なわずかなエネルギーを産生して自身の崩壊（がん細胞のアポトーシス）を免れることで、祖先にあたる古細菌（アーケア）の性質、すなわち酸素が欠乏していても解糖だけでエネルギーを産み出しながら利己的に生きていくことが可能になった細胞と言うことができるのです。

その意味では「がん細胞は古細菌に先祖返りした細胞」とも言えるでしょう。いずれにせよ、まさにルーカ（地球上のすべての生命体の共通祖先）を起源とする真核細胞多細胞生物としてのヒトの遠大な進化の歴史を物語るドラマと言えるのではないでしょうか。

次章では、本章の内容を受ける形で、「がんの発生と転移の仕組み」について、がん全体の90％以上を占めるとされる①のケースを中心に掘り下げていきます。

第４章　発生と転移の仕組み

がんが「発生」するメカニズム――７つのプロセス

がん細胞は「正常細胞が基本的に生きていくことのできない低酸素下（酸素は欠乏しているが、栄養は豊富にある状態）であっても、解糖によって栄養（ブドウ糖）からエネルギー（ATP）を産み出すことのできる細胞」であり、「そのようにして生き延びていくことを否応《いやおう》なく選択させられた細胞」でもあります。

がんの中でも大多数を占める固形がん（肺がんや大腸がんなど、がんが塊を形成するがん。これに対し、白血病や悪性リンパ腫《しゅ》など、がんが塊を形成しないがんは、血液がんに分類される）の場合、がんの塊の多くは各臓器の表面部分（典型例は胃や大腸などの消化管の内皮）から立ち上がってくると考えられているのです。

そこで、本章ではまず、固形がんを例に取りながら、がんが「発生」するメカニズムを「７つのプロセス」に分け、前章（第３章）で紹介したオットー・ワールブルクらの研究成果に加え、分子生物学分野における最新の知見も織り交ぜる形で、詳しく解説していきます（転移のメカニズムについては本章の後半で解説）。

最初にご覧いただきたいのが79ページにあるイラストです。

このイラストは「がん細胞が臓器の表面部分でどのように発生していくのか」を示した

がん細胞発生のメカニズム

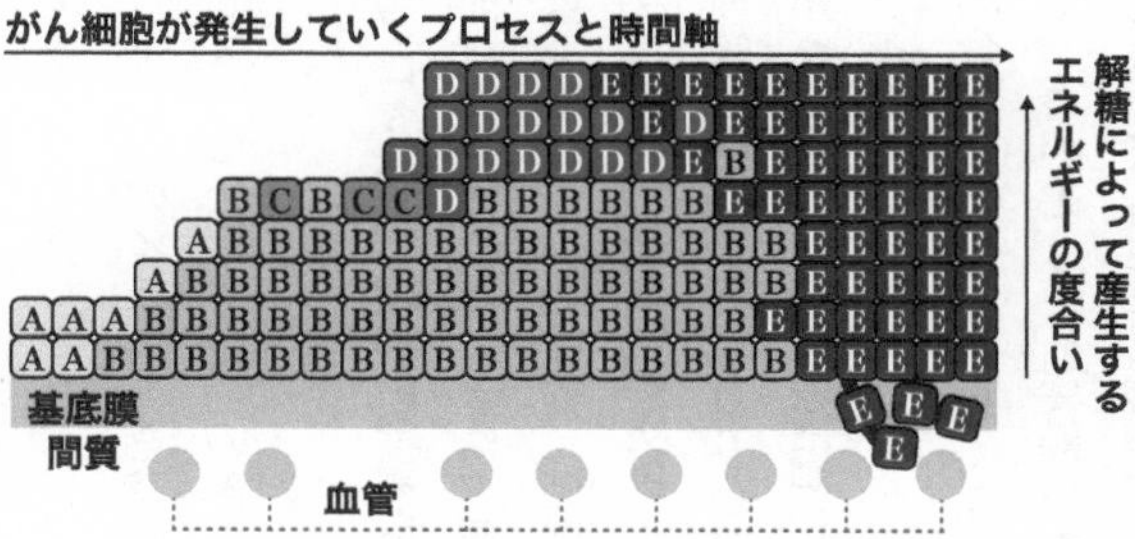

【出典】Robert A. Gatenby and Robert J. Gillies. "Why do cancers have high aerobic glycolysis?" Nature Reviews Cancer Nov.4 (2004)：891-899から作成

模式図（臓器の表面部分を臓器の中心部分に向かって切断した場合の断面図）です。

イラストの最下段に並んでいるのは臓器に血液を運ぶ血管の断面で、血管は間質（臓器を構成する細胞群の間にある結合組織）に包まれています。その上にある基底膜は間質層と上皮細胞層を隔てる膜で、その基底膜の上にある上皮細胞層は性質の違う5種類の上皮細胞群（A、B、C、D、E）として描かれています。

これらの上皮細胞群のうち、Aは正常細胞、Eはがん細胞を示し、BからDは正常細胞ががん細胞へと変異するプロセスの中間状態にある上皮細胞をそれぞれ示しています。

そして、イラストの最上部にある左から右への矢印は「がん細胞が発生していくプロセスと時間軸」

を示し、イラストの右端にある下から上への矢印は「上皮細胞が解糖によって産生するエネルギーの度合い」を示しています。

以下、このイラストを適宜参照しながら、がんが発生していくメカニズムを「7つのプロセス」に分けて見ていきましょう。

〈プロセス1〉細動脈や臓器が慢性炎症状態に陥る

前章で指摘したように、悪い生活習慣、いわゆる不摂生を続けていると、臓器に酸素や栄養を運んでいる血管（動脈系）の内皮が汚れたりデコボコになったりして、血管の内径（血管の内側の太さ）が次第に細くなっていきます。

血管の内皮が汚れたりデコボコになったりする典型例は、中性脂肪やコレステロールなどがプラーク（動脈の内側に形成される粥状《じゆくじよう》の隆起）として内皮に付着、蓄積するケースです。同様に、HbA1c（ヘモグロビン・エー・ワン・シー。糖代謝産物の1つで、糖尿病患者の場合、この血中値が高くなる）の値が高くなることによってもプラークが形成されていきます。このような血管壁の肥厚（血管壁が厚くなること＝血管の内径が細くなること）は加齢によっても生じますが、最大の原因と考えられているのは脂質異常症、糖尿病、肥満などを引き起こす食生活の乱れです。

そして、血管壁の肥厚は血管の炎症を引き起こします。炎症には、炎症が一時的に起こる「急性炎症」と炎症がずっと燻《くすぶ》り続ける「慢性炎症」の2つがありますが、この場合の血管の炎症は血管の狭窄《きょうさく》が緩やかに進行することで生じる慢性炎症です。

というのも、血管の内径が細くなると、血球成分（固体成分）である白血球が狭窄部分で鬱滞《うったい》し、鬱滞した白血球同士の反応によって、炎症を引き起こすサイトカイン（細胞間の情報伝達を行ったり、免疫細胞を活性または抑制したりする、生理活性物質の総称）、いわゆる炎症性サイトカインが産生、放出されるからです。

しかも、多くの場合、このような血管の慢性炎症は細動脈で起こってきます。そして、細動脈で起こった炎症（細動脈炎）はその先にある毛細血管網（イラストにある間質内の血管）へと広がり、毛細血管網が張り巡らされている臓器もまた炎症性サイトカインによって慢性炎症状態に陥っていくのです。

ちなみに、脂質異常症、糖尿病、肥満などの状態は、血管も臓器も含めて、全身が慢性炎症を起こしているような状態であり、そのような慢性炎症状態はすでに「前がん状態」にある、と言っても過言ではありません。

〈プロセス2〉上皮細胞の一部が死滅、脱落する

細動脈の狭窄部分では、白血球の鬱滞だけではなく、酸素を運んでいる赤血球もまた、血球成分（固体成分）ゆえに鬱滞していきます。ところが、栄養を運んでいる血漿《けっしょう》は液体であるため、栄養は血流に乗って狭窄部分を流れていきます。

その結果、慢性炎症状態にある臓器の上皮細胞はさらに「酸素は欠乏しているが、栄養は豊富にある状態」に置かれ、イラストの左端に描かれている上皮細胞A（正常細胞）の中から「死滅」「脱落」していく細胞が現れてくるのです。

この死滅は前章で詳述したアポトーシス（プログラミングされた細胞死）によって引き起こされます。栄養は豊富にあっても酸素が欠乏しているため、生存に必要なエネルギーを産み出せなくなり、細胞内のミトコンドリアが崩壊することで細胞死が起こり、死滅した細胞が臓器から脱落（剝《は》がれ落ちること）していくのです。

このような死滅、脱落の外形的なサインは「ただれ」です。例えば、胃カメラで胃の中を覗《のぞ》いた時、死滅と脱落の跡は「炎症を起こした胃壁のただれ」として見えるはずです。あるいは、炎症を起こしてただれた皮膚をイメージしてもいいでしょう。

いずれにせよ、臓器の上皮細胞の死滅と脱落による「ただれ」は、細動脈や臓器の慢性炎症状態からさらに進んだ「前がん状態」と言えるのです。

〈プロセス３〉修復の過程で上皮細胞の過増殖が起こる

しかし、細胞には再生能力があります。臓器が慢性炎症状態での酸素欠乏に陥り、ある正常な上皮細胞が死滅したとしても、生き残った正常な上皮細胞が分裂することで、新たな正常上皮細胞が再生され、臓器の上皮細胞層は修復されていくのです。

ただし、この場合、慢性炎症状態での酸素欠乏という、臓器が置かれている過酷な状況は、何も解消されないまま続いています。そのため、正常な上皮細胞の死滅と再生、そして上皮細胞層の修復が、何度も繰り返されることになります。

結果として、臓器の上皮細胞層で上皮細胞の「過増殖」が起こってきます。イラストの中央部に細胞Ｂの集合体として描かれているように、過増殖を強いられた上皮細胞層で再生細胞がたくさん作られていくのです。

〈プロセス4〉過増殖によって酸素がさらに欠乏する

実は、細胞が再生、増殖する際に必要となるのが酸素です。ましてや、再生が繰り返される過増殖の場合は、さらに多くの酸素が必要になります。

加えて、プロセス3で述べた過増殖は、細胞の再生が低酸素下で繰り返される過増殖です。ただでさえ酸素が欠乏している状態で過増殖が起こるわけですから、臓器の上皮細胞層における酸素の欠乏状態は一段と進んでいくのです。

そして、酸素の欠乏状態が一段と進む中、上皮細胞層では再生による新たな過増殖が起こり、酸素の欠乏状態がさらに一段と進んでいきます。

つまり、イラストの左上部に描かれている細胞Cのように、臓器の上皮細胞の一部がさらに過酷な酸素欠乏状態に置かれていくのです。

〈プロセス5〉上皮細胞のアポトーシスが加速する

前章で述べたように、「細胞のエネルギー発電所」と呼ばれるミトコンドリアがエネルギーを産み出すためには酸素が不可欠です。

十分な酸素と栄養がある場合、ミトコンドリアはブドウ糖から分解されたピルビン酸を酸化（物質に酸素が化合する反応）することでエネルギー（ATP）を産生します。ところが、栄養は豊富にあるが酸素が欠乏している状態では、ミトコンドリアは酸素を使ってピルビン酸を酸化することができず、つまり細胞の生存に必要なエネルギーを産み出すことができず、細胞はアポトーシスに追い込まれます。

プロセス2で述べた一部の上皮細胞の死滅もこのアポトーシスによるものですが、過増殖による過酷な酸素欠乏状態で起こるアポトーシスは危機的です。

なぜなら、臓器の上皮細胞層が「アポトーシスが過増殖と酸素欠乏を引き起こし、その過増殖と酸素欠乏が新たなアポトーシスを招き、そのアポトーシスが新たな過増殖と酸素欠乏を引き起こす」という負の連鎖に陥ってしまうからです。

組織学的に見れば、アポトーシスが加速していく状態は「前がん状態」から「発がん状態」に至った段階と言っていいでしょう。

〈プロセス6〉解糖だけで生きていく細胞が出現する

この「組織学的発がん状態」の次に見られるプロセスは劇的なものです。

臓器の上皮細胞が次々とアポトーシスを起こしていく中、「酸素が欠乏している状態でも解糖だけで栄養をエネルギーに変えることができる細胞」が出現してくるのです。イラストの中央上部に描かれている細胞Dです。

この細胞Dは嫌気状態（酸素がない状態）でも解糖だけでブドウ糖をピルビン酸に分解してエネルギー（ATP）を産生して生きていくことができるという特殊な能力を持っています。前述したようにミトコンドリアは好気状態（酸素がある状態）でピルビン酸を酸化してエネルギーを産生しますが、細胞Dはアポトーシスと過増殖が連鎖的に起こっている過酷な酸素欠乏状態のもとでもエネルギーを解糖だけで作り出すことができるのです。

このようにして産み出されたエネルギーは、細胞D自身の生存のためのエネルギー、あるいは細胞Dの分裂、増殖のためのエネルギーとして使われていきます。

同時に、細胞Dのミトコンドリアは嫌気状態でも可能な「基質レベルのリン酸化」によって、自身が崩壊に追い込まれずに生きていくことができる程度のわずかなエネルギーを産生します。その結果、細胞Dはミトコンドリアの崩壊によるアポトーシスによって死滅することから免れているのです。

また、前章で触れたように、細胞Dのミトコンドリアは「解糖だけで栄養をエネルギーに変えて生きていく」という信号を核に送っているらしい、ということもわかってきました。通常、細胞活動をコントロールする信号は核から発せられるため、この信号は逆行性信号（反応）と呼ばれているのです。

このような特殊な能力を持った細胞Dの出現は、組織学上、「がん発生のスイッチがオンになった」と表現することもできます。

〈プロセス7〉がん細胞が誕生する

しかし、組織学的に見て「がん発生のスイッチがオンになった」からといって、それだけでは「がん細胞が誕生した」ことにはなりません。

確かに、細胞Dは「酸素が欠乏している状態でも栄養をエネルギーに変えることができる細胞」です。ところが、このような特殊能力を持つ細胞Dが出現する過程で、別の特殊能力を併せ持つ細胞が出現してくるのです。イラストの右上にある細胞Eです。

この細胞Eは細胞Dの持つ「酸素が欠乏している状態でも栄養をエネルギーに変えることができる能力」とともに、「自身の細胞の内側をアルカリ性に保つと同時に、自身の細胞の外側を酸性化していく能力」を併せ持っています。

実は、近年の分子生物学研究の成果として、「細胞の内側が常にアルカリ性に保たれていると、分裂をはじめとする細胞の活動活性が上がる」という、興味深い事実が明らかになってきました。細胞Eで言えば、そのメカニズムは次のようになります。

細胞Eの細胞内小器官（粗面小胞体やゴルジ体など）の内部が強い酸性の場合、分裂（増殖）能力をはじめとする細胞Eの活動活性は上昇します。そのため、細胞Eの細胞内小器官に細胞Eの細胞質からプロトン（水素イオン）が取り込まれます。水素イオンの濃度が高ければ酸性、低ければアルカリ性に傾くため、細胞Eの細胞小器官内が酸性に傾く一方で、細胞Eの細胞質内はアルカリ性に傾いていくのです。

さらに、細胞Eの内部では解糖によって作られたピルビン酸の余剰分が乳酸に変換されます。そして、細胞Eの表面には乳酸を細胞外に排出するためのポンプが数多く発現しており、そのポンプを用いて高い酸性度を持つ乳酸が次々と細胞外に排出されていきます。結果として、細胞Eの内側はアルカリ性、外側は酸性に傾き、この細胞の内側と外側のイオン格差によっても、分裂をはじめとする細胞Eの活動活性が上昇するのです。

つまり、細胞Eは「解糖によるエネルギー産生能力（酸素が欠乏している状態でも栄養をエネルギーに変えることができる能力）」と「イオン格差による活動活性能力（自身の細胞の内側をアルカリ性に保つと同時に、自身の細胞の外側を酸性化していくことで、細胞活動を活性化する能力)」という、２つの能力を備えていることになります。

そして、この２つの特殊な能力を備えた細胞こそが「がん細胞」であり、細胞Ｅの出現を見て初めて「がん細胞が誕生した」と言えるのです。

ちなみに、がん細胞周辺の微細環境が酸性に傾くと、酸性化を感知した白血球、中でも骨髄由来抑制細胞（血液細胞を作る骨髄に由来する未熟な細胞で免疫抑制細胞を有する。白血球の一種である好中球やマクロファージの元となる細胞でもある）ががん細胞の周辺に集まってきます。そして、好中球やマクロファージが相互反応を起こした結果、炎症性サイトカインが産生、放出されて、臓器の慢性炎症状態がさらに進むという悪循環に陥っていきます。


以上が「がん発生」の詳細なメカニズムですが、前章で解説したワールブルク効果のくだりに沿って言えば、細胞Ｄは「最初の遺伝子発現異常」によって誕生し、細胞Ｅは「さらなる遺伝子発現異常」によって誕生した、ということになります。

ちなみに、イラストの右下には細胞Ｅ（がん細胞）が臓器の「上皮細胞層」から「基底膜」「間質」、そして「血管」へと崩れ落ちていく様子、すなわち「がん細胞が原発巣を離れて転移していく様子」が描かれています。

ここからは、その「転移」のメカニズムについて見ていきましょう。

がんが「転移」するメカニズム――2つのファクター

固形がんの場合、がんの「転移」はまず、臓器の上皮細胞層で誕生した「がん細胞」が基底膜を突き破ってすり抜けることで始まります。

基底膜をすり抜けたがん細胞は間質内を移動して血管の外壁に付着し、さらに血管壁を突き破ってすり抜けることで血流に乗っていきます。

その後、血流に乗って全身を巡っていたがん細胞は、遠隔転移の標的となる臓器の血管の内壁に付着し、血管壁を突き破ってすり抜けることで標的臓器の間質に入り込みます。

さらに、標的臓器の間質を移動したがん細胞が基底膜を突き破ってすり抜け、標的臓器の上皮細胞層に着床することで転移が成立するのです。

そして、原発巣から遠く離れた他臓器での転移が成立した後、がん細胞は転移巣での分裂を繰り返しながら増殖していきます。

当然、正常細胞はこのような能力を持っていません。もし正常細胞がこのような能力を持っていたとしたら、大腸の細胞が腎臓《じんぞう》に着床して成長したり、肝臓の細胞が脳に着床して成長したりして、秩序ある生体を維持することができなくなってしまうからです。

逆に言えば、がん細胞ががん細胞たるゆえんは、この自在な可動能力をはじめ、正常細胞にはないさまざまな能力を持っている点にある、ということです。がん細胞が持つこれらの能力もまた、前章のワールブルク効果のくだりで述べた「さまざまな遺伝子発現異常」によって獲得された能力と言うこともできるのです。

では、がん細胞が正常細胞にはないこれらの能力を発揮する時、細胞レベルではどのようなことが起きているのでしょうか。

分子生物学の分野では、これには主として２つのファクターが重要な役割を担っている、と考えられています。すなわち、１つは「上皮間葉転換のファクター」、もう１つは「血小板のファクター」です。

以下、この２つのファクターについて解説していきます。

〈ファクター1〉上皮間葉転換

上皮間葉転換（ＥＭＴ＝Epithelial-Mesenchymal Transition）は上皮間葉移行とも呼ばれていますが、一言でいえば、臓器の上皮細胞が周囲細胞への属性機能や周囲細胞との接着機能を失って遊走していく能力を獲得することです。また、このようなきわめて高い可動能力を持つ細胞は「間葉系細胞」と呼ばれており、ＥＭＴは「上皮系細胞が間葉系細胞へとその性質を変えること」と言うこともできます。

そして、がん細胞もまた、このＥＭＴによって間葉系細胞が持つ高い可動性などを手に入れることで「転移」の能力を獲得していくと考えられているのです。

通常、上皮細胞は臓器の表面部分に規則正しく配置され、所属する臓器から遊離することはありません。上皮細胞は別の上皮細胞にしっかりとくっついており、相互の位置関係もはっきりとした状態で安定しています。

ところが、可動能力のきわめて高い間葉系細胞は別の場所へ遊走することができます。つまり、がん細胞はＥＭＴによってみずからの性質を上皮系細胞から間葉系細胞へと変化させることで他臓器や遠隔リンパ節などへの転移を行っているのです。

同じことは「浸潤」についても言えます。

浸潤はがんが隣接する周辺の臓器に直接広がっていくことですが、この時、がん細胞は隣接する周辺の臓器の基底膜などを突き破って侵入します。このような可動性もがん細胞がＥＭＴによって獲得した能力にほかならないのです。

さらに言えば、がん細胞は転移や浸潤によって標的臓器に侵入し、侵入した標的臓器で分裂を繰り返して増殖していきます。そして、この場合、がん細胞は間葉系細胞から上皮系細胞へとその性質を変えると考えられているのです。

つまり、転移や浸潤の際、がん細胞は上皮間葉転換（EMT）によって標的細胞に侵入し、侵入後は間葉上皮転換によって増殖するということです。別の言い方をすれば、がん細胞の転移や浸潤のプロセスにおいて、上皮間葉転換（EMT）は「開始のプロセス」にあたり、間葉上皮転換は「終了のプロセス」にあたる、ということになります。

ちなみに、「がん細胞はEMTによって抗がん剤耐性を獲得する」という最近の研究報告もあります。抗がん剤治療でがんが急激に暴れ出すリバウンドという現象です。

〈ファクター2〉血小板

この上皮間葉・間葉上皮転換が第1のファクターだとすれば、転移や浸潤に関わる第2のファクターは「血小板」です。

血小板は血液の固体成分である血球成分の1つで、血液を固める働き（凝固作用）や出血を止める働き（止血作用）を持つことで知られています。

ところが、この血小板にはがんの「転移」や「浸潤」を促進するさまざまな働きもあることが、分子生物学分野における最近の研究で明らかになってきたのです。血小板ががんの転移や浸潤を手助けする主な働きは以下の4点です。

①免疫細胞の攻撃からがん細胞を守る

がん細胞は臓器の上皮細胞層から基底膜や血管壁をすり抜けて血管内に入ります。この時、がん細胞は血小板を活性化し、血小板を周囲に集結させて、みずからを包み込ませます。そして、がん細胞はこのブロック機能によって、NK（ナチュラルキラー）細胞や好中球などの免疫細胞による攻撃から身を守り、血流に乗っていくのです。

②がん細胞によるEMTをさらに促進する

がん細胞と血小板が接触することで、前述したEMTがさらに促進されます。この時、NF-κB（エヌエフカッパービー）と呼ばれる生理活性物質の分泌が活性化されることでEMTがさらに促進されると考えられています。このNF-κBは炎症を発生、増悪させる物質として第6章以下にもよく登場しますので記憶に留《とど》めておいてください。また、ＥＭＴは血小板自身が分泌する物質によっても促進されることが知られています。

③がん細胞の血管外脱出を手助けする

血流に乗ったがん細胞は転移の標的となる臓器の血管内皮に漂着します。この時、血小板はがん細胞の血管内皮への吸着を助けて転移への足場を築きます。また、好中球が動員されて血管の内皮細胞が活性化され、さらに血小板、がん細胞、好中球、活性化された血管内皮などから放出されるサイトカインやケモカイン（細胞の遊走を促進する分泌タンパク質）によって血管の内皮細胞が一段と活性化されます。その結果、がん細胞は血管壁を突き破ってすり抜け、血管の外に脱出することができると考えられています。

④がんの血管新生や増殖を促進する

がん細胞によって活性化された血小板から血管の新生因子や細胞の増殖因子が放出されます。そのため、がん細胞による血管新生やがん細胞の増殖が促進されるのです。

以上がこれまでに判明している転移や浸潤の主なメカニズムです。

先に指摘したように、がん細胞は「解糖によるエネルギー産生能力（酸素が欠乏している状態でも栄養をエネルギーに変えることができる能力）」と「イオン格差による活動活性能力（自身の細胞の内側をアルカリ性に保つと同時に、自身の細胞の外側を酸性化していくことで、細胞活動を活性化する能力）」という、2つの特殊能力を備えた細胞です。

本書ではこの2大能力を具備することをもって「がん誕生」の条件としましたが、これに「転移能力」や「浸潤能力」を加えなかったのは、がんの中には転移や浸潤を起こさないがんも存在する可能性があるからです。

例えば、かなり進行したがんにもかかわらず手術後に再発（転移）を見ないがんがある一方で、ごく初期のがんにもかかわらず手術後に再発（転移）を見てしまうがんもあります。このような臨床的事実もあって、転移能力や浸潤能力は「がん誕生」の絶対条件にはならないと考え、一定の線引きを行いました。

それにしても、解糖によるエネルギー産生能力といい、イオン格差による活動活性能力といい、転移や浸潤の能力といい、がん細胞の持つ類《たぐい》まれなる能力には驚かされます。次章（第5章）では、その驚異的な能力をさらに深く掘り下げていきます。

第5章　がんの原因と特質

がんは「生活習慣病」の成れの果て

なぜヒトは「がん」にかかるのか。がんの「原因」は何か——。

この問いに対する答えについては、漠然としていたり、部分的であったり、因果関係が逆であったり……といったケースが少なくありません。

例えば、ある人は「あの時のストレスがよくなかったのかもしれない」と、みずからを振り返ります。確かに、非常に強い精神的ストレスは身体の免疫力を低下させ、さまざまな疾病を呼び込むとされています。しかし、一定程度の強いストレスは逆に免疫力を高めるとの指摘もあり、ストレスがどのレベルを超えると免疫力に悪影響を及ぼすのかを含めて、ストレス原因説は漠然としていて摑《つか》みどころがありません。

あるいは、「長年にわたる喫煙の習慣がいけなかった」と振り返る人もいます。実際、タバコの煙には数えきれないほどの発がん性物質が含まれており、とくに肺がんや膀胱《ぼうこう》がんなどでは喫煙によって発がんのリスクが高まるとされています。

その一方で、喫煙者の数が減少傾向にあるにもかかわらず、肺がんにかかる患者の数は増え続けている、という矛盾した近年の傾向も存在します。つまり、この近年の傾向をうまく説明できない喫煙原因説は重要な原因の1つ、すなわち部分的な原因について述べているにすぎないということになるのです。

さらに、「がんは遺伝子に傷がつくことで発症する」とも言われます。確かに、がん細胞は遺伝子に傷がついた細胞、すなわち遺伝子の働きに異常を来した細胞です。

第3章で指摘したように、この場合の遺伝子異常とは遺伝子の働きのエピジェネティックな変化、すなわち働いていなかった遺伝子が働き出すという意味での遺伝子の発現異常であり、がんはこのような遺伝子の発現異常が不可逆的に蓄積することで発生します。しかし、遺伝子の発現異常はあくまでも結果論にすぎません。

遺伝子異常説は「なぜ遺伝子の発現異常が起こるのか」を説明しておらず、因果関係が逆（結果を原因と見なしている）なのです。

ならば、ヒトががんにかかる本質的な原因はどこにあるのでしょうか。そこで想起していただきたいのが前章（第4章）で解説した「がん発生のメカニズム」です。

臓器に酸素や栄養を運んでいる血管（動脈系）の内皮が汚れたりデコボコになったりして、血管の内径（血管の内側の太さ）が次第に細くなっていく――。

これが「がん発生」の最初のプロセスです。血管の内皮にプラーク（動脈の内側に形成される粥状《じゆくじよう》の隆起）が付着、蓄積した結果、血管の狭窄《きようさく》部分に鬱滞《うったい》した白血球同士（白血球は固体成分ゆえに鬱滞する）の反応によって炎症性のサイトカインが産生、放出され、細動脈で慢性炎症（細動脈炎）が発生。さらに、慢性炎症がその先の毛細血管網にも広がることで、毛細血管が張り巡らされている臓器もまた慢性炎症に陥っていくのです。

前章ではまた、白血球の流れを鬱滞させる血管壁の肥厚（血管壁が厚くなること＝血管の内径が細くなること）は、主として脂質異常症、糖尿病、肥満などの「生活習慣病」によって引き起こされるとともに、これらの生活習慣病は言わば「全身が慢性炎症を起こしているような状態」であることも指摘しました。

事実、脂質異常症（中性脂肪やコレステロールなどの脂質代謝異常として、２００７年に高脂血症から脂質異常症へと病名が改められた）の場合、高脂血症や高コレステロール血症が慢性化することで、中性脂肪やコレステロールなどがプラークとして血管の内皮に付着、蓄積していきます。同様に、糖尿病の場合も、ＨｂＡ１ｃ（ヘモグロビン・エー・ワン・シー。糖代謝産物の１つで、糖尿病患者の場合、この血中値が高くなる）の値が高くなることによってプラークが付着、蓄積していきます。

また、肥満は体に必要以上の脂肪が溜《た》まっている状態を言いますが、肥満症の１つであるメタボリックシンドローム（内臓脂肪症候群）の特徴は脂質異常、高血糖、高血圧などにあるとされており、肥満の場合、中性脂肪とコレステロールとＨｂＡ１ｃのいずれもが血管の内皮にプラークとして付着、蓄積されていくのです。

以上の諸点を総合すると、脂質異常症や糖尿病や肥満などの生活習慣病はまさに「前がん状態」であり、がんは言わば「生活習慣病の成れの果て」であることがおわかりいただけるのではないでしょうか。

がんにかかった人に共通する「食生活」

がんもまた「生活習慣病」にほかならない——。

このように、がんは悪い生活習慣の積み重ね、いわゆる不摂生の積み重ねによって、みずからが作り出した「異形の自己」なのです。

ところが、がんにかかってもなお、このことを認めたがらない人は少なくありません。中には、「自分はがんでこんなに苦しんでいるのに、『がんはあなたが作り出したもの』とは何事だ！」などと言って、怒り出す患者もいます。

私もその気持ちは理解できますが、がんは自分自身の産物であるという点を正しく理解していなければ、次章（第６章）以下で述べる治療方法についても正しく理解することが難しくなります。その結果、治療効果も上がりにくくなってしまうのです。

そして、ここからがさらに重要な点になりますが、前がん状態である脂質異常症や糖尿病や肥満などの生活習慣病、すなわち悪い生活習慣（不摂生）がもたらす慢性炎症状態の根本原因と考えられているのが日々の「食生活」なのです。

実際、私のクリニックを受診されている患者さん、すなわちがんにかかった患者さんには、食生活を中心として以下のような共通点が認められます。

〈男性の場合〉

・肉好き
・野菜嫌い
・多飲酒
・飲酒後の下痢や軟便
・喫煙の習慣

〈女性の場合〉

・甘いもの好き（とくに生クリームやチーズの多いケーキ類などの洋菓子）
・便秘や便秘気味
・（最近の傾向として）飲酒や喫煙の習慣

このうち、なぜ「肉好き」「野菜嫌い」「甘いもの好き」などの食生活が悪い食生活に該当するのかについては次章以下で詳しく述べますが、一言で言えば、このような食生活が前がん状態にあたる慢性炎症状態を引き起こし、かつ、発生したがん細胞の好む体内環境を作り出してしまうからです。

また、飲酒、とりわけ多飲酒については、恒常的な多飲酒者に血管（動脈系）内皮のプラークの原因となる高脂血症が顕著に認められます。そして、多飲酒者の多くが慢性的な下痢や軟便を訴え、中には「振り返ってみれば、この十数年、硬い便が出た記憶はほとんどない」とまで言う多飲酒者もいます。

実は、最近、腸内細菌叢《そう》、いわゆる腸内フローラが乱れるとがんにかかりやすくなるという、注目すべき知見が数多く報告されています。つまり、女性の便秘や便秘気味も含めて、便通の不調は腸内細菌叢の乱れに起因しているのです。

さらに、喫煙については、このような悪い食生活に喫煙の習慣が重なることで発がんのリスクがいっそう増すため、と考えればいいでしょう。

実は、2014年3月、私は一般社団法人「日本がんと炎症・代謝研究会」を設立しました。私が代表理事を務める同研究会では定期的な学術集会や講演会などを開催していますが、同研究会も含めたこれまでの研究でも「がんは悪い食生活に起因する慢性炎症を引き金とする代謝異常である」とされているのです。

言うまでもなく、ヒトの体は食事によって作られます。したがって、悪い食生活ががん発生の根本原因であることは、当然と言えば当然の話なのです。

がんの「4大特質」

前章で述べたように、がん細胞は「解糖によるエネルギー産生能力（酸素が欠乏している状態でも栄養をエネルギーに変えることができる能力）」と「イオン格差による活動活性能力（自身の細胞の内側をアルカリ性に保ち、かつ、自身の細胞の外側を酸性化していくことで、細胞の活動活性を上げる能力）」という、2つの能力を備えています。

加えて、がん細胞は上皮間葉転換や間葉上皮転換の仕組み、あるいは血小板の働きなどを利用して「転移」や「浸潤」の能力を獲得していきますが、がん細胞の特殊な能力はこれだけではありません。

ここからは、右の特殊能力も含め、がん細胞の特質を４つに整理した上で、それぞれ詳しく解説していきます。

〈特質１〉「ブドウ糖輸送器」を駆使して次々とエネルギーを産生する

正常細胞の場合はまず、解糖によってブドウ糖をピルビン酸に分解します。次に、ピルビン酸を渡されたミトコンドリアが、酸素を使った酸化的リン酸化の仕組みを用いて、エネルギーを産生（ＡＴＰ合成）します。

一方、がん細胞は低酸素状態（酸素は欠乏しているが、栄養は豊富にある状態）に置かれているため、ブドウ糖をピルビン酸に分解する解糖だけで、すなわち酸素を使わない方法でエネルギーを産生（ＡＴＰ合成）します。第３章で詳述したように、このような現象や性質は「ワールブルク効果」と呼ばれています。

ところが、ブドウ糖１個から産生し得るエネルギーの合成量で比較すると、がん細胞が解糖だけで産生し得るエネルギーの合成量は、正常細胞が解糖と酸化的リン酸化によって産生し得るエネルギーの合成量に比べて、大きく劣っています。

さらに言えば、発生してからしばらくの間のがん細胞の周辺組織には、血流によってブドウ糖を送り届けてくれる血管網が正常細胞ほどには発達していません。やがてがん細胞は不規則かつ複雑な血管網を自身の周辺に形成し、その血管網からブドウ糖を取り込んでいくことになるのですが、発生からしばらくの間は血管網の形成が未熟なのです。

このようなエネルギー産生能力の落差を補うため、がん細胞には正常細胞の約40倍にも上る数の「ブドウ糖輸送器（グルコーストランスポーター＝Glucose Transporter＝GLUT＝グルット。グルコースはブドウ糖のこと）」が備えられています。

つまり、がん細胞は正常細胞の約40倍にも上る数のブドウ糖輸送器を駆使し、周辺の血管網から取り込んだブドウ糖をピルビン酸に分解することで、自身の生存に必要なエネルギーを次々と産み出しているのです。また、正常細胞の約40倍にも上るブドウ糖輸送器を駆使することによって、がん細胞がエネルギーを産生するまでの合成時間も、正常細胞に比べてはるかに短くなっているのです。

もとよりがん細胞に意思があるわけではありませんが、ブドウ糖輸送器を駆使したこの生存戦略はまさに驚異的です。

しかも、ブドウ糖輸送器によって取り込まれたブドウ糖は、がん細胞の生存に必要なエネルギーを産生する際に使われるだけでなく、がん細胞が分裂、増殖していく際、あるいは次世代の細胞を作る際の原料としても利用されているのです。

例えば、がん細胞がブドウ糖からエネルギーを産生する際、ブドウ糖は複雑な代謝を繰り返しながら、ピルビン酸へとその姿を変えていきます。そして、がん細胞はその間の代謝で作り出されたさまざまな物質（分子）をも駆使して、分裂によって誕生する新たながん細胞を構成する原料、例えば細胞壁を形成するための原料にしているのです。

あるいは、がん細胞では正常細胞に比べて細胞の分裂が活発に行われます。その結果、がん細胞では酸化還元反応も正常細胞に比べて活発に行われます。この時、がん細胞は同じくブドウ糖の代謝プロセスで得たさまざまな物質（分子）を駆使し、酸化還元反応の働きを調整することで分裂に適した環境を整えているのです。

以上の仕組みを通覧すれば、がん細胞の生存、分裂、増殖にとってブドウ糖がいかに必要不可欠の存在であるかが、おわかりいただけるのではないでしょうか。

〈特質2〉「ナトリウム・プロトン交換器」で細胞外環境を酸性化する

このように「ブドウ糖輸送器」ががん細胞の「解糖によるエネルギー産生能力（酸素が欠乏している状態でも栄養をエネルギーに変えることができる能力）」を支える装置だとすれば、がん細胞の「イオン格差による活動活性能力（自身の細胞の内側をアルカリ性に保ち、かつ、自身の細胞の外側を酸性化していくことで、細胞の活動活性を上げる能力）」を支えているのが「ナトリウム・プロトン交換器」と呼ばれる装置です。

実は、がん細胞の表面には正常細胞の約10倍にも上る数のナトリウム・プロトン交換器（エヌエッチイーワン＝ＮＨＥ１＝Na^+/H^+ Exchanger Isoform 1）が発現しています。がん細胞はナトリウム・プロトン交換器を使って細胞の外側の微細環境を酸性に傾ける（逆に言えば、細胞の内側をアルカリ性に傾ける）ことによって、自身の細胞の活動活性を上げるとともに、生存や分裂や増殖に最適な住環境を作り出しているのです。

一言で言えば「がん細胞は酸性環境を好む」ということになりますが、ナトリウム・プロトン交換器の詳しいメカニズムは次の通りです。

がん細胞はまず、ナトリウム・プロトン交換器を使ってナトリウムイオン（塩分＝NaCl を構成するプラスイオン。NaCl は水に溶けると Na^+ と Cl^- の2つのイオンに電離する）

を細胞内に取り込みます。次に、細胞内に取り込んだナトリウムイオンをブドウ糖から変換したプロトン（水素イオン）と交換する形で、再びナトリウム・プロトン交換器を使ってプロトン（水素イオン）を細胞外に排出するのです。

この時、がん細胞の外側の微細環境がなぜ酸性化するのかと言えば、水素イオンの濃度が高ければ高いほど酸性に傾いていくからです。溶液の酸性の度合いやアルカリ性の度合いを表す物理量は水素イオン濃度指数と呼ばれ、水素イオンの濃度が高ければ溶液は酸性に傾く一方、水素イオンの濃度が低ければ溶液はアルカリ性に傾きます。

したがって、がん細胞においても、プロトン（水素イオン）が次々と供給されていく細胞外の環境は酸性に傾いていきます。逆に言えば、ナトリウム・プロトン交換器によってプロトン（水素イオン）が細胞外に次々と排出されることで、がん細胞の内側、すなわちがん細胞の細胞質内はアルカリ性に維持されることになるのです。

しかし、がん細胞が自身の細胞の内側をアルカリ性に保ち、かつ、自身の外側を酸性に傾けていく仕組みは、ナトリウム・プロトン交換器だけではありません。

前章で述べたように、がん細胞の細胞内小器官（粗面小胞体やゴルジ体など）の内部が強い酸性の場合、がん細胞の分裂能力や増殖能力をはじめとする活動活性は上昇していきます。そのため、がん細胞の細胞内小器官にもがん細胞の細胞質内からプロトン（水素イオン）が取り込まれていくのです。その結果、がん細胞の細胞内小器官の内側が酸性に傾く一方で、逆にがん細胞の細胞質内はアルカリ性に傾いていくことになります。

さらに、がん細胞が解糖によってブドウ糖をピルビン酸に分解することは何度も述べましたが、このようにして作られたピルビン酸の余剰分は最終的に乳酸へと変換されるのです。そして、がん細胞の表面には乳酸を細胞外に排出するためのポンプが数多く発現しており、そのポンプを用いて高い酸性度を持つ乳酸が次々と細胞外に排出されていきます。その結果、がん細胞の内側はアルカリ性、外側は酸性に傾いていくのです。

ナトリウム・プロトン交換器に話を戻せば、がん細胞はまずナトリウムイオン、すなわち塩分を取り込みます。したがって、前述したブドウ糖と同様、がん細胞の生存や分裂や増殖にとって、塩分もまた必要不可欠な存在なのです。

〈特質3〉「mTOR（エムトール）軸亢進」で細胞の活動活性を上げる

これまでに述べたブドウ糖輸送器やナトリウム・プロトン交換器などとは別に、がん細胞を勢いづかせるという意味では「mTOR（Mammalian Target of Rapamycin＝エムトール）の働きの亢進《こうしん》」も重要なファクターになります。

ｍＴＯＲはヒトの体内で正常細胞の分裂や増殖、細胞周辺の血管の新生などを適切にコントロールしているリン酸化酵素（タンパク質分子にリン酸基を付加する酵素）です。ところが、がん細胞でｍＴＯＲの働きが亢進されてしまうと、すなわち活性化されてしまうと、がん細胞の分裂や増殖も活発になってしまうのです。

つまり、ｍＴＯＲの働きの亢進はがん細胞の活動活性を上げ、とりわけがん細胞の分裂と増殖を促進してしまうのです。

では、ｍＴＯＲの働きはどのような場合に亢進されるのでしょうか。

その鍵《かぎ》を握っていると考えられているのがヒトの体内で作られる２つの物質、すなわち「インスリン」と「ＩＧＦ－１（Insulin-like Growth Factor-1＝インスリン様成長因子）」です。一言で言えば、インスリンとＩＧＦ－１がヒトの体内で過剰に産生されると、ｍＴＯＲの働きが著しく亢進され、その結果、がん細胞の分裂や促進も著しく促進されていく、ということです。

では、インスリンとＩＧＦ－１はどのような場合にヒトの体内で過剰に産生されるのでしょうか。それぞれの要因について具体的に見ていきましょう。

まず、インスリンは膵臓《すいぞう》から分泌されるホルモンの一種です。一般に食事をすると血糖値が上昇しますが、この場合、膵臓からすみやかにインスリンが分泌され、一時的に上昇した血糖値を正常な値に戻していきます。

ところが、例えば糖そのものとも言える甘味品の類《たぐい》、あるいはすぐに糖へと変化する炭水化物の類を過剰に摂取すると、急激に上昇した血糖値を正常な値に戻すため、膵臓から大量のインスリンが分泌されます。そして、このような食生活を続けていると、恒常的なインスリン過剰の状態に陥り、ｍＴＯＲの働きも連続的な亢進状態となって、がん細胞の分裂や増殖が加速度的に促進されてしまうのです。

また、炭水化物をはじめとするカロリーの過剰摂取は、やがて肥満や糖尿病などの生活習慣病をもたらすとともに、「インスリン耐性」と呼ばれる深刻な事態を招きます。

インスリン耐性はインスリンが効きにくくなった状態のことで、その結果、膵臓からさらに多くのインスリンが分泌されることになります。そして、このような状態が慢性化していくことで、ｍＴＯＲの働きのさらなる亢進ががん細胞の分裂や増殖をよりいっそう促進していくという、負のスパイラルに陥っていくことになるのです。

このように、肥満や糖尿病はがん発生の原因になるとともに、発生したがんを勢いづかせる要因にもなるのです。

一方、ＩＧＦ－１は主に肝臓で作られるホルモンの一種です。

ＩＧＦ－１は今述べたインスリンに似た働きを持っているばかりではなく、正常細胞の分裂や増殖を著しく促進する直接的な働きも持っています。加えて、ＩＧＦ－１はｍＴＯＲの働きを亢進させることで、がん細胞の分裂や増殖も著しく促進していくのです。

そのＩＧＦ－１は乳製品に多く含まれています。例えば、仔牛《こうし》が乳を飲んで短期間にみるみる成長していく様を想像すれば、乳製品に含まれるＩＧＦ－１がいかにがん細胞の分裂や増殖を促進するかが、おわかりいただけるでしょう。

しかも、最近は乳牛からの搾乳量を人工的に増やす目的で、乳牛に成長ホルモンが投与されているとの指摘もあります。この場合、成長ホルモンを投与された乳牛から搾られた牛乳には、さらに多くのＩＧＦ－１が含まれていると考えられるのです。

〈特質４〉ヒトに備わる「免疫」の仕組みを巧みに操りながら悪用する

ヒトの体内では１日あたり数千から１万を超える数の「がん細胞」が誕生しているとされています。ヒトに備わっている免疫システムが次々とがん細胞を退治しているため、ヒトはめったなことでは「がん」にかからないと考えられているのです。

ところが、がん細胞を退治しているはずの免疫システムが、その一方でがんの発生や悪化にも手を貸していることが、分子生物学分野における最新の知見によって明らかになってきたのです。逆方向から比喩《ひゆ》的に言えば、がん細胞がヒトの免疫システムを巧みに操りながら悪用している、ということです。

ヒトの免疫システムは、細菌やウイルスなどの外敵を最初に見つけ出してただちに排除する「1次免疫（自然免疫）」と、抗体などのさまざまな兵器を使って外敵を見つけ出し攻撃する「2次免疫（獲得免疫）」から成り立っています。

このうち、1次免疫の役割を担っているのは主に以下の細胞です。

・マクロファージ――侵入した外敵を呑《の》み込んで食べて（貪食《どんしょく》）しまう
・樹状細胞――抗原（外敵が持つ特徴や顔つき。タンパク質などの断片）を獲得免疫細胞に提示し、同じ抗原を持つ外敵を獲得免疫細胞が攻撃するよう仕向ける
・ナチュラルキラー細胞――外敵に侵された細胞を破壊する
・顆粒球《かりゅうきゅう》――好中球、好酸球、好塩基球があり、炎症作用に参加する

・マスト細胞――炎症を促進するヒスタミンなどの化学物質を放出する

また、2次免疫の役割を担っているのは主に以下の細胞です。

・B細胞――抗原から刺激を受けて増殖し、外敵の目印となる抗原を作り出したり、外敵を無力化する抗体を作り出したりする

・キラーT細胞（Tリンパ球）――外敵の抗原を感知して外敵を破壊する

ところが、1次免疫（自然免疫）にはがん細胞を増殖させる作用があり、その役割を担っているのが好中球やマクロファージ、中でも「好中球」であることが最新の知見によって明らかになってきたのです。

前章で触れたように、細動脈で白血球が鬱滞すると、白血球同士（好中球やマクロファージは白血球の一種）の反応によって、炎症性サイトカインが産生、放出されます。その結果、細動脈や毛細血管網、そして毛細血管網が張り巡らされている臓器が慢性炎症を起こし、臓器の上皮細胞層が前がん状態に陥っていくのです。

さらに、がん細胞が発生した後、がん細胞周辺の微細環境が酸性に傾くと、酸性化を感知した白血球や、骨髄由来抑制細胞ががん細胞の周辺に集まってきます。そして、それらの相互反応によって炎症性サイトカインが産生、放出され、臓器の慢性炎症状態がさらに進むという悪循環に陥っていくのです。

このような炎症作用の中心的な役割を担っているのが好中球であり、がん細胞はこのようにして1次免疫（好中球）を悪用しています。

したがって、分子生物学分野における最新の知見では、がんの抑制という本来的な役割を担うことができるのは2次免疫、すなわちがん細胞を攻撃するキラーT細胞（Tリンパ球）である、と考えられているのです。

第7章で述べるように、私のクリニックでは、がんをどれくらい抑制できているかを測る指標の1つとして、好中球に対するリンパ球（Tリンパ球）の割合を示すN／L比を用いています。この場合、N／L比の値が小さいほど、つまり分母となるリンパ球の数が相対的に多いほどがんは抑制されている、ということになります。

がん細胞がヒトの免疫システムを操る仕組みはこれだけではありませんが、とりあえずここでは「1次免疫は悪用される」ということを頭に入れておいてください。

第6章　劇的寛解への治療戦略

がんを作り出した「土壌」を改良する

がんは悪い生活習慣の積み重ねによって、みずからが作り出した異形の自己です。悪い生活習慣には喫煙、多飲酒、下痢（軟便）、便秘、運動不足など多々ありますが、がんを作り出す悪い生活習慣の中心を成しているのは日々の食生活です。

したがって、第2章で述べた劇的寛解（標準がん治療ではおよそ考えられない寛解状態が長く続くこと）を得るには、日々の食生活の徹底的な見直しをはじめとして、がんを作り出した「土壌」を改良していくことが不可欠になるのです。

そのため、私のクリニックでは、概略、次のような治療方針を示した上で、具体的な治療を行っています。

①がんを作り出した土壌を改良するための準備として体の浄化を行う
②血管や臓器などの慢性炎症のレベルを下げる
③アルカリ化食などによって体内環境をアルカリ性に保つ
④がん細胞を攻撃する2次免疫を高める
⑤その上で、体に害を及ぼさない限りにおいて、少量の抗がん剤による治療などの、

さまざまな抗悪性腫瘍《しゅよう》手段を講じる

このうち、②から⑤については本章の「治療戦略」と次章（第7章）の「治療目標」の該当箇所で詳しく説明しますので、ここではまず、劇的寛解へのオリエンテーリングを兼ねて、①について述べておくことにしましょう。

土壌が悪いことのサイン、すなわち体が汚れていることのサインは、主として3つの臨床所見として表れます。第1は「血液検査値のCRP値が高いこと」、第2は「尿が酸性化していること」、そして第3は「白血球中のN／L比の値が高いこと」です。

CRP（C反応性蛋白《たんぱく》）は体内でどれくらいの炎症が起きているのかを判定するためのメルクマール（指標）で、血中のCRP値が高ければ高いほど体内の炎症の度合いも激しいとされています。また、体内環境が酸性に傾いているかアルカリ性に傾いているかは尿ペーハー（pH）、すなわち尿の酸・アルカリ度に反映されると考えられており、尿ペーハーによって体内環境の状態を知ることができます。

前章（第5章）で述べたように、N／L比は好中球（N＝Neutrophil）に対するリンパ球（L＝Lymphocyte）の数の割合を示しています。この場合、「N／L比が高い」ということは「炎症を促進する好中球（1次免疫を担う）に対して、がん細胞を攻撃するリンパ球（2次免疫を担う）の数が少ない」ということを示しています。

がんを作り出したこのような土壌を改良するため、私のクリニックではまず、治療に先立つ形で「腸の浄化」を行っています。

前章で触れたように、最近、腸内細菌叢《そう》、いわゆる腸内フローラが乱れるとがんにかかりやすくなるという、注目すべき知見が数多く報告されています。

大腸の粘膜の中には、いわゆる善玉菌や悪玉菌などもひっくるめて、実に2キログラムもの細菌が棲息《せいそく》していると言われています。そして、腸内細菌叢の乱れは「下痢」や「便秘」などの症状として表れてくるのです。

事実、がんにかかった私のクリニックの患者さんのうち、男性の患者さんの多くに「飲酒後の下痢や軟便」の症状が見られ、女性の患者さんの多くに「便秘」や「便秘気味」の症状が見られることは、前章で指摘しました。

このうち、飲酒後の下痢や軟便については、下痢や軟便の原因と考えられている飲酒や肉食を控えることで腸内細菌叢が整い、症状は次第に落ち着いていきます。

また、便秘や便秘気味については、便秘薬を処方することもありますが、多くの場合、やはり便秘や便秘気味の原因と考えられている甘味類（チーズケーキや生クリームケーキなど）の摂取を控えること、そして以下に述べるアップルペクチンなどの水溶性の食物繊維をしっかり摂取することで腸内細菌叢が整い、便通は改善していくのです。

「大便」と「小便」と「汗」と「呼吸」

便秘は水溶性ペクチンを摂取することでも改善されます。

ペクチンはリンゴや柑橘《かんきつ》類などに豊富に含まれる食物繊維の一種で、このペクチンには水溶性のものと不溶性のものの２種類があります。このうち、水溶性ペクチンは細胞と細胞の間にある結合組織で、リンゴなどの果実の果皮に多く含まれています。

そこで、私のクリニックでは、患者さんが希望すれば、この水溶性ペクチンを非常に豊富に含む、便通改善のための特製ジュースを飲んでもらっています。

この特製ジュースは、リンゴの果汁を煮詰めたものと、リンゴの皮や搾りかすを焙煎《ばいせん》したものに、梅を加えリンゴ果汁で割ったアップルペクチンジュースです。もともとはアップルペクチンの研究者として知られる富山医科薬科大学（現富山大学）の田澤賢次《たざわけんじ》名誉教授によって考案されたものですが、青森県のリンゴ農家の男性がさらに工夫と改良を加えた特製ジュースとして私のクリニックに提供してくれたのです。

ちなみに、一例を紹介すると、Ⅳ期（ステージⅣ）の膵臓《すいぞう》がんの患者さんは、この特製ジュースを飲みながら、第8章で紹介する食生活の見直しに真剣に取り組むとともに、1日4時間にも及ぶ運動にも懸命に取り組んだ結果、劇的寛解を得て今もお元気に生活されています。また、Ⅲ期（ステージⅢ）の大腸がんの患者さんは、手術後、この特製ジュースの摂取を続けることだけで治癒を得ています。

腸の浄化に話を戻せば、腸内細菌叢を整えるため、同じく治療に先立つ形で短期間の断食（ファスティング）を提案することもあります。短期間の断食によって腸内をきれいに掃除した上で、新たな好ましい腸内細菌叢をリセットするのです。

いずれにせよ、がんを作り出した土壌を改良するためには、まずは「大便」と「小便」と「汗」と「呼吸」がポイントになると、私は考えています。

このうち、大便についてはすでに述べましたが、小便についても、水分をしっかりと取って尿の排出を促すことで、体内の代謝によってできた老廃物や毒素などを体外に排出する効果、いわゆるデトックス効果が期待できるのです。

また、汗については、大便や小便ほどのデトックス効果は期待できないとされていますが、運動をして汗をかくことによって体の調子が全体的に整っていきます。

同様に、呼吸についても、運動をしたり、大きな声を出したり、大きな声で笑ったりすることで、体の活性が上がって体調が整っていくと考えられています。

最近、米国のハーバード大学医学大学院教授で老化研究の第一人者として知られるデビッド・シンクレア氏の著書『ライフスパン　老いなき世界』（東洋経済新報社、２０２０年）が日本でも話題になりました。

内容の詳細は同書に譲りますが、一言で言えば、ヒトにはサーチュインと呼ばれる長寿遺伝子が存在しており、眠っている長寿遺伝子を目覚めさせる鍵《かぎ》は「食事」にあるというのが、シンクレア教授による研究成果の核心部分です。別の言い方をすれば、体内に蓄積された遺伝子のノイズ（発現異常）を消し去って、眠っているサーチュインの活性化を図ることができるのは「食事」である、ということです。

実は、シンクレア教授が推奨する食事術、すなわち長寿遺伝子のスイッチをオンにして長寿をもたらす食事術は、間欠的な断食の有効性なども含め、私がクリニックの患者さんに推奨している食事術と多くの点で重なっているのです。

老化研究分野の最新の知見によって、Ⅳ期がんに劇的寛解をもたらす食事術は長寿をもたらす食事術でもある、という可能性まで見えてきたのです。

いずれにせよ、がんを作り出した土壌を改良しなければ、すなわちがんを作り出した原因を取り除かなければ、Ⅳ期がんを劇的寛解に導くことはできません。

同様に、土壌の改良による原因の除去に取り組まなければ、先の⑤で指摘したさまざまな抗悪性腫瘍手段を講じたとしても、例えば少量の抗がん剤による治療を付加的に行ったとしても、治療の効果が著しく低くなってしまったり、副作用が強く出て治療の継続が難しくなってしまったりすることが少なくないのです。

がんの特質を「逆手」に取る――劇的寛解を導く6つの「治療戦略」

では、がんを作り出した「土壌」を改良して「劇的寛解」を導く治療とは、その前提となる考え方も含めて具体的にはどのようなものになるのでしょうか。

そこで、読者の皆さんにあらためて想起していただきたいのが、第2章で指摘した重要な事実、すなわち「たとえ体の中にがんがあったとしても、ヒトはそのことだけで死に至るわけではない。したがって、複数の臓器に転移があったとしても、転移巣が臓器不全を起こさなければ、基本的にヒトががんで死ぬことはない」という事実であり、かつ、第3

章、第4章、第5章で詳しく述べてきた「がんの正体」や「がんの発生、転移、浸潤のメカニズム」や「がんの特質」――すなわち「がん細胞は生存や分裂や増殖などのために細胞レベルでどのような振る舞いをしているのか」という点です。

そして、後者の諸点をピックアップして整理すると以下の６点に集約されます。

①がん細胞はブドウ糖をエネルギー源にしている
②がん細胞は自身の細胞周辺の微細環境を酸性に保っている
③がん細胞はｍＴＯＲ軸亢進《こうしん》によって活動活性を上げる
④がん細胞は次世代細胞の原料となる脂肪酸を合成する
⑤がん細胞はヒトの１次免疫を操って悪用している
⑥がんは慢性炎症によって発生、増悪する

つまり、がんが生存や分裂や増殖などのために細胞レベルで行っているこれらの振る舞いを「逆手」に取り、食生活の見直しを中心に「がんが活動しにくい体内環境」を作り上げ、もって天寿がんに見られるような持続的かつ長期的な寛解状態に導くことが、がんを作り出した土壌を改良して劇的寛解を得るための「治療戦略」になるのです。

そこで、以下では、右にピックアップした6つのポイントに沿いながら、それぞれのポイントに対応する治療戦略について述べていくことにしましょう。

〈治療戦略1〉がん細胞に兵糧となるブドウ糖を与えない

がん細胞は解糖だけでエネルギーを産み出すことを余儀なくされた細胞です。

そのため、がん細胞は正常細胞の約40倍にも上る数の「ブドウ糖輸送器（グルコーストランスポーター＝Glucose Transporter＝GLUT＝グルット。グルコースはブドウ糖のこと）」を駆使してブドウ糖を取り込み、取り込んだブドウ糖をピルビン酸に分解することで生存や分裂や増殖などに必要なエネルギーを次々と産み出していきます。

がん細胞にとってブドウ糖は不可欠なエネルギー源なのです。

この点はPET（陽電子放出断層撮影）検査の仕組みからも明らかです。

PET検査はブドウ糖に似た物質を静脈注射し、これを取り込んだがん細胞を画像上で確認（ブドウ糖に似た物質を取り込んだがん細胞が光って見える）する検査です。つまり、PET検査はがん細胞がブドウ糖をエネルギー源として大量に取り込む性質を利用した検査なのです。

また、ものが食べられなくなったり食欲が著しく落ちてしまったりした末期のがん患者に対して、中心静脈栄養（鎖骨下静脈などにカテーテルを挿入して高カロリー輸液を投与する処置）を行うと、がんの転移巣が急激かつ急速に増大してくることがある、との臨床報告もあります。この場合、転移巣の急激かつ急速な増大はがん細胞が高カロリー輸液の主成分であるブドウ糖を取り込んだためと考えられています。

ただし、ブドウ糖は正常細胞のエネルギー源でもあり、ヒトが生きていくために必要な栄養源です。したがって、がん細胞に兵糧となるブドウ糖を与えないと言っても、ブドウ糖を全く摂取しないというわけにはいきません。

そこでポイントになってくるのが「必要量を超えたブドウ糖を摂取しないことで、がん細胞への兵糧の供給をなるべく減らす」という戦略です。その具体的な方法となる「食事術」については第8章で詳しく解説します。

〈治療戦略2〉がん細胞周辺の微細環境をアルカリ性に変える

がん細胞の表面には正常細胞の約10倍にも上る数の「ナトリウム・プロトン交換器（エ

ヌエッチイーワン＝ＮＨＥ１＝Na^+/H^+ Exchanger Isoform 1）」が発現しています。

そして、がん細胞はこの交換器を駆使してナトリウムイオン（塩分＝NaCl を構成するプラスイオン。NaCl は水に溶けると Na^+ と Cl^- の２つのイオンに電離する）を細胞内に取り込み、細胞内に取り込んだナトリウムイオンをブドウ糖から変換したプロトン（水素イオン）と交換する形で、再びこの交換器を使ってプロトン（水素イオン）を細胞外に排出します。

その結果、がん細胞の外側の微細環境は水素イオン濃度の上昇によって酸性化し、がん細胞にとって好ましい生存環境が維持されているのです。

また、がん細胞は解糖によってブドウ糖をピルビン酸に分解しますが、この時、余計に作られたピルビン酸は最終的にがん細胞の内部で乳酸に変換されます。がん細胞の表面には乳酸を細胞外に排出するためのポンプも数多く発現しており、そのポンプを用いて高い酸性度を持つ乳酸が次々と細胞外に排出されていきます。その結果、がん細胞の外側の微細環境はよりいっそう酸性に傾いていくのです。

これらの仕組みからもブドウ糖ががん細胞にとっていかに不可欠のエネルギー源であるかがわかりますが、この場合、ブドウ糖とともに大きなポイントとなってくるのが「塩分

〈ナトリウムイオン〉」の存在です。なぜなら、がん細胞に対する塩分の供給を減らせば減らすほど、ナトリウム・プロトン交換器によるナトリウムイオンの取り込み量も減り、がん細胞周辺の微細環境の酸性化に歯止めをかけられる可能性があるからです。

つまり、治療戦略1（がん細胞に兵糧となるブドウ糖を与えない）に続く第2の治療戦略のキモは「がん細胞に塩分を与えない」ということになるのです。

ただし、「塩と水がなければ生きていけない」と言われるように、塩分もまたヒトの生存にとっては不可欠の存在です。そこで「塩分の摂取をどれくらい控えればいいのか」が問題になります。

〈治療戦略3〉mTOR軸亢進を引き起こす体内環境を作らない

がん細胞の分裂や増殖などの活動活性は「mTOR（Mammalian Target of Rapamycin＝エムトール）の働きの亢進」によって上がります。

そして、このmTORの働きの亢進に深く関わっているのが2つの物質、すなわち「インスリン」と「IGF－1（Insulin-like Growth Factor-1＝インスリン様成長因子）」です。

つまり、インスリンとIGF－1がヒトの体内で過剰に産生されると、mTORの働きが著しく亢進され、その結果、がん細胞の活動活性も著しく上昇していくのです。

逆に言えば、インスリン過剰やIGF‐1過剰という、mTORの働きの亢進を引き起こす体内環境を作り出さなければ、あるいはそのような体内環境を改善すれば、がん細胞の活動活性を抑え込むことができるのです。

このうち、インスリンは膵臓から分泌されるホルモンです。例えば糖そのものとも言える甘味品の類《たぐい》、あるいはすぐに糖へと変化する炭水化物の類を過剰に摂取すると、急激に上昇した血糖値を正常な値に戻すため、膵臓から大量のインスリンが分泌されます。

このような食生活を続けていると、恒常的なインスリン過剰の状態に陥っていくほか、やがてインスリン耐性と呼ばれる状態に至ります。インスリン耐性はインスリンが効きにくくなった状態のことで、膵臓からさらに多くのインスリンが分泌され、mTORの働きが一段と亢進してしまうのです。

一方、IGF‐1は主に肝臓で作られるホルモンで、牛乳をはじめとする乳製品に多く含まれています。このIGF‐1は今述べたインスリンに似た働きを持っており、mTORの働きを亢進することによって、正常細胞の分裂や増殖を著しく促進するほか、がん細胞の分裂や増殖も著しく促進していくのです。

つまり、ｍＴＯＲの働きの亢進を抑制し、がん細胞の活動活性を抑え込むには、血糖値を急激に上昇させる食事をしないこと、また乳製品の摂取を控えることがポイントになります。

〈治療戦略４〉がん細胞に次世代の細胞を作るための脂肪酸を合成させない

がん細胞はもっぱら解糖によってエネルギーを産み出しますが、その過程で分裂を促進する物質や次世代細胞の原料となる物質などを作り出しています。

例えば、がん細胞がブドウ糖からエネルギーを産生する際、ブドウ糖は複雑な代謝を繰り返しながら、ピルビン酸へとその姿を変えていきます。そして、がん細胞はブドウ糖がピルビン酸に分解されるまでの過程で作り出された代謝物から脂肪酸を作り出します。

脂肪酸は前述したＩＧＦ－１とともにがん細胞の分裂を著しく促進する物質として知られており、かつ、がん細胞が次世代の細胞を作り出していく際の細胞膜の形成に使われる原料としても知られています。そして、がん細胞はこの脂肪酸の実に９割以上をみずから合成していると考えられているのです。

したがって、がん細胞にできるだけ脂肪酸を合成させないことが重要な治療戦略の１つになってくるわけですが、そのためには脂肪酸合成酵素と呼ばれる物質の働きをできるだけ抑え込むことが効果的だとされています。中でも、トリテルペノイドと呼ばれる生理活性物質（生体反応を制御する化学物質の総称）は脂肪酸合成酵素の働きを効率的に抑制することで知られています。

ちなみに、脂肪酸の中でもω－6系と呼ばれる脂肪酸は、がん細胞の分裂のみならず、体内の慢性炎症を著しく促進する脂肪酸とされています。ω－6系脂肪酸はヒトの体内で合成されることはありませんが、ベニバナ油、ヒマワリ油、コーン油、大豆油、ゴマ油などに多く含まれていますので、日々の食生活での注意が必要になります。

〈治療戦略5〉 2次免疫を高めてがん細胞の活動活性を抑え込む

ヒトの免疫システムは、細菌やウイルスなどの外敵を最初に見つけ出してただちに排除する「1次免疫（自然免疫）」と、キラーT細胞（Tリンパ球）などのさまざまな兵器を使って外敵を見つけ出し攻撃する「2次免疫（獲得免疫）」から成り立っています。

ヒトの体内では1日あたり数千から1万を超える数の「がん細胞」が誕生しているとされているにもかかわらず、めったなことで「がん」にかからないのはヒトに備わっている免疫システムが次々とがん細胞を退治している、と考えられているからです。

ところが、分子生物学分野における最新の知見によって、1次免疫（自然免疫）にはむしろがん細胞を増悪させてしまう作用があり、とくに体内の慢性炎症を促進する役割を担っているのが好中球やマクロファージ、中でも好中球であること、一方、がん細胞を退治する役割を主として担っているのは2次免疫（獲得免疫）、中でもがん細胞を攻撃するキラーT細胞（Tリンパ球）であること、などが明らかになってきたのです。

したがって、がん細胞の活動活性を抑え込むための治療戦略としては、1次免疫（自然免疫）の働きをなるべく抑制する一方で、2次免疫（獲得免疫）の働きをできるだけ賦活することが重要になってくるのです。

具体的には慢性炎症を引き起こす好中球の数を減らす一方で、がん細胞を攻撃するキラーT細胞（Tリンパ球）の数を増やすことが要諦《ようてい》になりますが、これには第8章で述べるように2次免疫（獲得免疫）の働きを高める食べ物、例えばキノコ類などを継続的に多く摂取することが効果的であると考えられています。

また、免疫学分野における最新の知見によって、丸山ワクチンがかん細胞を攻撃するキラーT細胞（Tリンパ球）を体内誘導すること、すなわちがん細胞に特異的に働くキラー

T細胞を体内誘導することが明らかになってきており、私のクリニックでも希望する患者さんには丸山ワクチンの投与を積極的に行っています。

なお、この丸山ワクチンについては、次章（第7章）で詳しく紹介、解説します。

〈治療戦略6〉がんの発生と増悪の根本原因となる慢性炎症を鎮める

がんの発生や増悪の仕組みから見ると、慢性炎症はまさしく諸悪の根源です。

事実、細動脈で白血球が鬱滞《うったい》すると、白血球（中でも白血球の一種である好中球やマクロファージ）の相互反応によって、炎症性のサイトカインが産生、放出されます。その結果、細動脈や毛細血管網、そして毛細血管網が張り巡らされている臓器が慢性炎症を起こし、臓器の上皮細胞層は前がん状態に陥っていきます。

さらに、がん細胞が発生した後、がん細胞周辺の微細環境が酸性に傾くと、酸性化を感知した白血球、中でも骨髄由来抑制細胞由来の好中球やマクロファージががん細胞の周辺に集まってきます。それらの相互反応によって炎症性のサイトカインが産生、放出され、臓器の慢性炎症状態がさらに進むという悪循環に陥っていくのです。

臓器の慢性炎症状態が極度に進んだ結果として起こるサイトカインストーム、すなわち炎症性のサイトカインが大量に産生、放出されることで起こる免疫暴走は、最末期のがん患者にしばしば見られる臨床所見です。

また、体内の慢性炎症状態は第４章で指摘した「転移」や「浸潤」にも深く関わっています。慢性炎症はがんの転移や浸潤の２大ファクターとされている上皮間葉転換（間葉上皮転換も含む）や血小板の働きを賦活してしまうのです。

このような諸悪の根源たる慢性炎症を鎮めるためにはまず、治療戦略の１から５で述べた対策に取り組み、がんを作り出した土壌を改善することが基本になります。

しかし、より戦略的な手立てがないわけではありません。

例えば、慢性炎症を鎮める際の鍵を握っているとされる物質に「ＮＦ－κＢ（エヌエフカッパービー）」があります。

ＮＦ－κＢは慢性炎症を発生、増悪させる生理活性物質（生体反応を制御する化学物質の総称）として知られていますが、諸悪の根源たる慢性炎症を改善するにはＮＦ－κＢと特異的に結合する成分の摂取が有効であるとされているのです。

なかでもパルテノライドはＮＦ－κＢに特異的に結合して、その働きを抑制する成分として知られています。このパルテノライドを多く含むハーブ類の摂取方法などについては、

第8章の「食事術」の中で解説します。

以上ががんを作り出した土壌を改良して劇的寛解を得るための主な治療戦略になりますが、Ⅳ期がんを劇的寛解に導くためには、これらの治療戦略を全面的かつ持続的に実行に移していくことが重要なポイントになります。「あれはやったけど、これはやっていない」では、手ごわいⅣ期がんを乗り越えることはできないのです。

この点はぜひ肝に銘じておいてください。

第7章　がん沈静化のための治療目標と治療戦術

がんを手なずける――沈静化のための5つの「治療目標」

前章（第6章）では、がんを作り出した土壌の改良によって劇的寛解を得るための6つの治療戦略について詳しく述べました。

しかし、これらの治療戦略を実行に移す際には、治療の効果を適時適切に確かめるためのメルクマール（指標）となる「治療目標」が必要になってきます。

本章ではまず、がんを沈静化させて手なずけるための5つの治療目標をピックアップした上で、それぞれの治療目標において目指すべき目標値も示しながら具体的に解説していきます。

〈治療目標1〉尿ペーハー値を7．5から8以上に維持する

がん細胞は細胞周辺の微細環境を酸性に維持することで、自身が棲《す》みやすく活動しやすい環境を作り上げています。したがって、がん細胞が好むこの酸性環境をアルカリ性に変えることが重要な治療戦略になってきますが、がん細胞周辺の微細環境のペーハー（pH。酸性度やアルカリ性度）を実測する技術は確立されていません。

そこで代替指標として用いられているのが尿ペーハー値です。尿ペーハー値はがん細胞

周辺の微細環境のペーハー値そのものではありませんが、生理学的にはがん細胞を含めた細胞周辺の微細環境のペーハー値を反映する指標だと考えられているからです。

つまり、尿ペーハーが酸性ならがん細胞周辺の微細環境も酸性の傾向にあること、逆に尿ペーハーがアルカリ性であればがん細胞周辺の微細環境もアルカリ性の傾向にあることが、尿ペーハー値を調べることで推定できるとされているのです。

では、がんを沈静化させて手なずけるためには、尿ペーハー値をどれくらいの水準、すなわちどれくらいのアルカリ性度に維持すればいいのでしょうか。

ペーハー値は7が中性とされ、7を下回れば下回るほど酸性に傾き、逆に7を上回れば上回るほどアルカリ性に傾くとされています。したがって、がん細胞周辺の微細環境をアルカリ性に傾けるには少なくとも尿ペーハー値を7より上に維持することが必要になってきますが、私のクリニックでは長年にわたる臨床実績から「尿ペーハー値を7・5以上、できれば8以上に維持すること」を治療の目標値としています。

そのため、診察のたびに採尿を実施し、検査会社に回して正確な尿ペーハー値を調べます。

次章（第8章）で紹介するアルカリ化食を実践すると、多くの場合、尿ペーハーはほどなくしてアルカリ性に傾いてきます。中には、アルカリ化食の摂取からわずか数時間で効果が表れてくる患者さんもいます。ただし、これは一時的なもので、アルカリ性に安定するまでには、やはり相応の時間がかかります。

一方、アルカリ化食を実践してもなかなか効果が表れてこない患者さんに対しては、重曹（炭酸水素ナトリウム）や尿アルカリ化剤（クエン酸ナトリウム、クエン酸カリウム）などを処方することもあります。これまでの臨床経験で言えば、重曹や尿アルカリ化剤は非常によく効きます。

〈治療目標2〉ＣＲＰ値を０・05以下に維持する

血管や臓器をはじめとする体内の慢性炎症状態が、がんの発生はもとより、がんの分裂や増殖、転移や浸潤などを促す諸悪の根源であることはすでに何度も指摘しましたが、その諸悪の根源たる体内の慢性炎症の度合いを示す重要なメルクマールと考えられているのが血中のＣＲＰ（Ｃ反応性蛋白《たんぱく》）値です。

ＣＲＰは肝臓や脂肪細胞（細胞質内の小器官に脂肪を蓄えた細胞）から分泌される蛋白で、感染や怪我などによって体内で炎症反応や組織破壊などが起きた際に血中に現れてきます。

CRP値は血液検査によって知ることができますが、要するに、体内で炎症反応や組織破壊などが起こると、血中のCRP値が上昇してくるのです。

さらに言えば、分子生物学分野における近年の研究成果から、CRPそのものが前述した1次免疫（自然免疫）を担う好中球（白血球の一種）を刺激し、体内の慢性炎症状態をさらに悪化させる可能性のあることがわかってきたのです。

では、この血中CRP値をどれくらいの水準に抑え込めれば、体内の慢性炎症状態を改善、抑止できていると言えるのでしょうか。

健康な人のCRP値は血液1デシリットルあたり0・3ミリグラム以下と言われています。しかし、体内がすでに深刻な慢性炎症状態にあるがんの患者さんの場合、CRP値を健康な人の水準まで近づけたとしても治療効果が得られたとは言えません。

そこで、私のクリニックでは長年にわたる臨床実績から「健康な人のCRP値の6分の1以下にあたる0・05以下」を治療の目標値として設定しています。

そのため、前述した尿ペーハー値同様、CRP値についても診察のたびに採血による検査を実施し、患者さんそれぞれのCRP値の推移を注意深くモニタリングしながら、それらの結果をその後の治療にフィードバックさせています。

ところが、標準がん治療ではCRP値に関心が払われることはほとんどありません。まさに「木（がん）を見て森（体）を見ず」なのです。

〈治療目標3〉N／L比を1・5以下に維持する

白血球は顆粒球《かりゅうきゅう》である好中球と好酸球と好塩基球、そしてリンパ球と単球という5つの成分に分類されます。このうち、ヒトの免疫システムによっていかにがんを抑え込むかという点で、私がとくに重要視しているのが好中球とリンパ球です。

1次免疫（自然免疫）の一翼を担う好中球は感染や炎症などに対処する顆粒球ですが、好中球が増えすぎた場合、逆に体内の炎症を促進してがんを増悪させてしまうことが知られています。つまり、がんは好中球が担う1次免疫を悪用するのです。

一方、2次免疫（獲得免疫）の一翼を担うリンパ球には、ウイルスなどに感染した細胞を殺傷するキラーT細胞（Tリンパ球）があり、これががん細胞を攻撃、殺傷する2次免疫の主役になっています。

したがって、免疫によってがんを抑え込むためには、「リンパ球の数を増やすとともに好中球の数を減らすこと」が重要なポイントになってくるのです。

そこで、私のクリニックではN／L比、すなわち好中球（N＝Neutrophil）に対するリンパ球（L＝Lymphocyte）の数の割合を「対がん免疫力」の指標として用いています。この場合、N／L比の分母はリンパ球の数、分子は好中球の数になりますから、N／L比が低いほど、具体的には比が1・0に近づくほど対がん免疫力は高くなる、と考えられるのです。

では、目標とすべきN／L比はどれくらいになるのでしょうか。

これまでの臨床実績や研究結果から「N／L比1・5以下」を私のクリニックで治療する際の目標値として設定しています。

実際、患者さんのN／L比が1・5を下回ってくると、多くの場合、がんは沈静化しておとなしくなってきます。臨床所見で言えば、例えば、好中球の数が7000から2500へと減少していく一方で、リンパ球の数が600から1500へと増加していく、といった変化が見られるようになるのです。

ちなみに、この場合、分母となるリンパ球の数は、少なくとも血液1マイクロリットルあたり1500以上、できれば2000以上が好ましいとされています。

また、白血球の数は多ければ多いほどいいというわけではありませんが、血液1マイクロリットルあたり5000以上ないしは6000以上が目標値になります。

〈治療目標4〉HbA1c値を5・8以下、アルブミン値を4以上に維持する

次章では「がんをおとなしくさせる食事術」について詳述しますが、治療の中心を成す食生活の見直しが正しく安全に行われているかどうかを確認するため、HbA1c値とアルブミン値も診察のたびにチェックしています。

HbA1c(ヘモグロビン・エー・ワン・シー)値は、測定前1~2か月間の血糖値を平均した数値で、血糖値のコントロール状況がよくわかる優れた指標です。

食べすぎなどによって食生活が乱れると、当然ながらHbA1c値は上昇してきます。中でも、糖尿病を基礎疾患として抱えているがんの患者さんの場合、食生活や血糖値の管理はよりいっそう重要になってきますが、私のクリニックでは「HbA1c値で5・8以下」の血糖値を治療の目標値として設定しています。

一方、アルブミン値は血清中のタンパク質の濃度、すなわち体の栄養状態を表す指標です。血清アルブミン値は1デシリットルあたり4グラム以上が正常値とされており、3・5~3・9グラムは「低栄養予備軍」、3・5グラム未満は「低栄養」と判定されます。

がんをおとなしくさせる食事術を実践する際、中には「ただ食事量を減らせばいい」と勘違いする患者さんもおられます。確かにがんをおとなしくさせる食事術には肥満が改善されるなどのダイエット効果がありますが、食事量をむやみに減らして低栄養状態に陥ってしまっては体の抵抗力や免疫力などが低下して危険です。

そこで、私のクリニックでは「血清アルブミン値は４を下回らないこと」を安全基準として設けています。血清アルブミン値が４以上に維持されていれば、栄養状態も良好に保たれていると考えられるからです。

もちろん栄養過多で血清アルブミン値が高い状態は避けなければなりませんが、生きていくために必要な栄養はきちんと取らなければならないということは、がんをおとなしくさせる食事術の基本原則の１つでもあるのです。

〈治療目標５〉CT画像、腫瘍マーカー値の推移を監視する

がんが縮小したか、増大したか、不変のままかなど、治療の効果を視覚的に確認する手段として、ＣＴ（コンピュータ断層撮影）による検査画像は非常に有益です。

そのため診察の際には患者さんが通院している大学病院などでのＣＴ検査画像を提供し

てもらっていますが、このCT検査画像とともに有益な指標となるのが各種のがんに特異的に反応する腫瘍《しゅよう》マーカーの数値です。

そこで、前述の尿ペーハー値、血中CRP値、N／L比、血清アルブミン値とともに、腫瘍マーカー値も診察のたびにチェックしています。

この腫瘍マーカーには、CEA（対象は大腸がん、胃がん、乳がん、肺がんなど）、CA19－9（対象は膵臓《すいぞう》がん、胃がん、卵巣がんなど）、CA125（対象は卵巣がんなど）、CA15－3（対象は乳がんなど）、NSE（対象は小細胞肺がんなど）、SCC（対象は食道がん、子宮頸《けい》がん、皮膚がん、頭頸部がんをはじめとする各種の扁平《へんぺい》上皮がんなど）など、各種のがんに特異的または横断的に反応するマーカーが数多くあります。

したがって、腫瘍マーカー値の目標値も各種のがんによって違ってきますが、多くの場合、CTによる検査画像でがんの縮小が確認される前に腫瘍マーカーの値が下降していきます。ちなみに、同じような数値の変化は血中CRP値やN／L比でも見られ、多くの場合、CTによる検査画像に先立つ形で改善の兆しが見られます。

尿ペーハー値にせよ、血中CRP値にせよ、N／L比にせよ、血清アルブミン値にせよ、腫瘍マーカー値にせよ、がんがおとなしくなっていく際のこれらの数値の変化は、タイムラグはあるものの連動して改善を示すということなのです。

ただ、腫瘍マーカー値はがんが崩壊したような場合にも急上昇を示すことがあるため、これらの指標を全方位的に睨《にら》みながら注意深くモニタリングしていく必要があります。

以上ががんを沈静化させて手なずけるための治療目標と目標値になりますが、これらの目標に近づくためにはさらなる治療戦術も必要になってきます。

本章の後半では、それらの治療戦術について解説していきます。

丸山ワクチンは「キラーT細胞（Tリンパ球）」を体内誘導する

丸山ワクチンは日本医科大学学長も務めた皮膚科医の丸山千里《ちさと》博士によって1944年に創薬された結核（とくに皮膚結核）の治療薬です。

その後、抗腫瘍作用を持つ「がんの特効薬」として注目を集め、投与を熱望するがん患者やその家族らによる請願運動の結果、1982年から唯一の有償治験薬としてがん患者に対する事実上の使用が認められ、現在に至っています。また、1991年には丸山ワクチンの濃度を高めたアンサーという薬剤が、放射線治療による副作用（白血球減少）を改善する治療薬として承認され、こちらは保険適用されるに至っています。

有償治験薬としての丸山ワクチンは今日までに延べ41万人を超えるがん患者に使用されています。末期のがん患者だけを見ても数多くの著効例（長期生存例）が報告されてきたほか、コラーゲンによるがんの封じ込め効果をはじめとして、その抗悪性腫瘍作用についても数多くの研究発表がなされてきました。

そんな中、近年の免疫学分野における目覚しい研究の進展によって、実に80年近くも前に創薬されたこの丸山ワクチンが、非常に優れた抗悪性腫瘍作用を有する最先端の免疫療法薬（免疫調整薬）として注目を浴びるに至ったのです。

通常、ヒトの免疫ががんを排除する仕組みは、樹状細胞と呼ばれる食細胞ががん細胞を貪食《どんしょく》、分解して抗原提示（がん細胞の特徴を示すこと）を行い、抗原提示を受けたキラーT細胞（Tリンパ球）ががん細胞を攻撃、殺傷する、と考えられています。

同時に、にもかかわらずこの免疫システムがうまく機能しないのは、がん細胞が樹状細胞の抗原提示能力を無力化するとともに、キラーT細胞の攻撃能力や殺傷能力をも無力化してしまうからだ、と考えられているのです。

ところが、最新の研究によって、丸山ワクチンはがん細胞によって無力化された樹状細胞とキラーT細胞の本来能力を回復させ、がん細胞に特異的なキラーT細胞を次々と体内誘導すること、そして体内誘導されたキラーT細胞ががん細胞を次々と攻撃、殺傷することが明らかになってきたのです。

しかも、丸山ワクチンには、使用にともなう副作用が皆無に近く、かつ、どのようながん治療にも併用できる、という利点もあります。

そのため、私のところでも、キラーT細胞などによる2次免疫（獲得免疫）を高める治療薬として、丸山ワクチンを積極的に使用しています。

今日までに私のクリニックを受診されたがんの患者さんは延べ4000人近くに上りますが、そのうち食生活の見直しと丸山ワクチンの投与によって治癒または寛解を得た患者さんは700人近くに上ります。

Ⅳ期がんを「長期延命」に導く高用量ビタミンC点滴

がんを沈静化して手なずけるための治療戦術の1つとして、私のクリニックでは希望する患者さんに「高用量ビタミンC点滴」も実施しています。

ビタミンCとがん治療に関する研究報告は1970年代に始まりました。とりわけヒトにおいては、ビタミンCを点滴で大量に投与した場合、がんの進行を遅らせたり、QOL（Quality of Life＝生活の質）を改善したりすることがわかってきたのです。

そんな中、1976年には食道がん、胃がん、大腸がん、膵臓がん、前立腺がん、乳がん、卵巣がんなどの末期患者を対象とした研究報告も発表されました。対象患者100人に1日10グラムのビタミンCを投与（最初は点滴投与、その後は経口投与）したところ、ビタミンCの投与を受けていない同じ末期がん患者に比較して、生存期間がおよそ4倍に延びることが明らかになったのです。

その後も研究報告は続き、最近では高用量ビタミンC点滴と抗がん剤治療を併用した場合の治療成績も報告されています。

例えば、2013年の研究報告では、進行膵臓がん患者に抗がん剤と高用量ビタミンCを点滴投与した場合の生存期間中央値（ある治療を開始した場合に患者の半数が死亡するまでの期間）は13か月でした。一方、抗がん剤治療だけを実施した場合のそれまでの治療成績（生存期間中央値）は6～7か月でした。つまり、高用量ビタミンC点滴を併用することによって、生存期間がおよそ2倍に延びたのです。

また、抗がん剤による副作用を軽減することもわかってきています。例えば、肺がん、大腸がん、卵巣がん、乳がんなどの進行がん患者を対象とした最近の研究では、抗がん剤治療に高用量ビタミンC点滴を併用すると、抗がん剤による副作用を通常より3割程度軽減できることが明らかになっています。

さらに、高用量ビタミンC点滴が放射線治療の効果を高めたり、放射線治療による副作用を軽減したりすることも、最近の研究によって明らかになりつつあるのです。

このような効果を示す理由についてはいまだ十分に解明されてはいませんが、分子生物学分野における最新の知見では、ビタミンCには体内の炎症を鎮める働きがあること、あるいは第3章で述べた低酸素誘導因子（ＨＩＦ）の発現を抑え込む働きがあることなどが、わかり始めてきています。

ただし、これらの効果は経口投与では認められず、点滴投与でしか効果を発揮しないことが、最近の研究で明らかになりつつあります。

そのため、私のクリニックでは、がんの患者さんにビタミンC投与を行う場合は、もっぱら高用量ビタミンC点滴を実施しています。

抗がん剤は「使用量4分の1」でも十分な効果を発揮する

第2章で述べたように、私は抗がん剤治療を全面否定しているわけではありません。つまり、「抗がん剤も使い方次第」というのが私の基本的な考え方なのです。

ただし、抗がん剤はその強い毒性ゆえに患者にしばしば辛《つら》い副作用をもたらします。また、がん細胞を攻撃するキラーT細胞（Tリンパ球）などの働き、すなわち2次免疫（獲得免疫）の働きを大きくダウンさせてしまうのです。

そこで、私のクリニックでは、抗がん剤治療を希望する患者さんや抗がん剤治療が必要な患者さんに対しては、抗がん剤の使用量をなるべく減らすことを推奨しています。

次章で述べる「アルカリ化食」をしっかりと実践した場合、抗がん剤治療は治療ガイドラインで定められている極量の4分の1の量でも十分な治療効果を上げることが、私のこれまでの臨床経験から明らかになっているためです。

当然、抗がん剤の使用量を4分の1に減らせば、副作用による体へのダメージも2次免疫に対するダメージも、大きく減らすことができます。

加えて、先に述べたように、丸山ワクチンには抗がん剤による副作用を軽減する効果と2次免疫を回復、賦活する効果があります。高用量ビタミンC点滴も同様に、抗がん剤による副作用を軽減する効果があるのです。

したがって、私のクリニックでは、抗がん剤治療を受ける患者さんに対しては、抗がん剤の使用量をできるだけ減らした上で、丸山ワクチンや高用量ビタミンC点滴の投与を併せて行うことも検討します。

ただし、患者さんが通院している大学病院などの主治医が抗がん剤の減量に応じてくれないケースも少なくありません。患者さんが抗がん剤の減量を希望しても、「極量を打たなければ意味がない」などと言われて、拒否されてしまうのです。

このような場合には私が患者さんに代わって主治医に文書などで要請しますが、それでも主治医が頑として抗がん剤の減量に応じないケースもあります。対応が非常に難しいケースですが、場合によってはこちらで減量抗がん剤治療を引き受けることもあります。

ちなみに、私のクリニックでは、免疫チェックポイント阻害薬についても、使用量の減量を検討します。考え方や方法論は抗がん剤と同じですが、最新の研究報告では「丸山ワクチンを投与した場合、免疫チェックポイント阻害薬は極量の10分の１の投与量でも十分な効果を発揮する」との注目すべき研究結果も出ています。

尿ペーハー値を「自宅で測定」するための2つの方法

先に述べたように、尿ペーハー値はがん細胞周辺の微細環境のペーハー値を反映するメルクマール（指標）であると考えられています。その尿ペーハー値を測定する最も精度の高い方法は医療機関における採尿による検査です。

しかし、尿ペーハー値は自宅で測定することも可能です。精度はやや落ちますが、自宅で測定することで、日々の尿ペーハー値を知ることができます。

測定方法には2つあります。1つはデジタル測定器による測定ですが、尿ペーハー値測定に特化したデジタル測定器は製造、販売されていません。そこで役に立つのが水槽の水などのペーハー値を測定できるデジタル測定器です。

この手のデジタル測定器はオンラインショップなどで安価で手に入れることができますが、使用にあたっては測定器の基準点や感度などを調整する較正《こうせい》という作業が必要になります。そのため、デジタル測定器には較正作業の際に必要となる較正剤とセットで販売されているものが多く、付属の較正剤を純水に溶かして較正作業を行うことになります。純水が手に入らない場合は水道水に溶かしてもかまいません。

中でも、最も精度の高い較正方法は酸性液と中性液とアルカリ性液の3種類の較正液を使って行う「3点較正」です。3種を純水や水道水に溶かすのが面倒な場合は、市販されている3種類の較正液をそのまま使用する方法もあります。

いずれにせよ、このような較正作業はまず、デジタル測定器を最初に使用する際に必要になります。さらに、尿ペーハー値を毎日測定するような場合には、数日に1回程度の新たな較正作業も必要になってきます。

もう1つは市販のリトマス試験紙による測定です。リトマス試験紙に尿を垂らすと、すぐに試験紙の色が変わります。その色の変化を付属の色見表で比較、確認するだけですので、デジタル測定器の場合に比較して実に簡便です。

ただし、簡便な分、測定の精度は落ちます。そのため、私のクリニックでは、リトマス試験紙による自宅での測定を希望する患者さんに対しては、リトマス試験紙の中でも測定精度が高いとされる医療用のリトマス試験紙を使ってもらっています。

ちなみに、尿ペーハーがアルカリ性にシフトしていくまでの期間は患者さんによってまちまちです。しかし、多くの場合、尿ペーハー値が7を上回り始めると、すなわち尿ペーハーがアルカリ性に傾き始めると、それ以後、尿ペーハーは安定的にアルカリ性を示すようになります。これは体内環境が大きく改善されたためだと考えられます。

第8章　がんをおとなしくさせる食事術

ベーシックメソッドとしての「アルカリ化食」

前章（第7章）で述べたように、がんの勢いを鎮めて手なずけるための治療戦術には、丸山ワクチン投与、高用量ビタミンC点滴、減量抗がん剤治療など、さまざまな手段がありますが、中でも最も重要で中心的な治療戦術となるのが「食事」です。

古代ギリシャの医学者で「医学の父」「医聖」「疫学の祖」などと呼ばれるヒポクラテスも「汝《なんじ》の食事を薬とし、汝の薬は食事とせよ」との名言を残しています。また、中国の伝統医学である中医学や、その中医学を独自に発展させることで確立された日本の伝統医学・漢方にも「医食同源」「薬食同源」などの至言があります。

これらの名言や至言に第5章で指摘した「がんは生活習慣病の成れの果て」という事実を重ね合わせると、まさに食生活の見直しこそ劇的寛解を得るための治療戦術の要諦《ようてい》であることが、おわかりいただけるのではないでしょうか。

そして、ここからがさらに重要なポイントになりますが、本章の後段で詳しく紹介するさまざまな食事術のベースとなるのが「アルカリ化食」なのです。がん細胞周辺の微細環境をはじめとして、体内環境を酸性からアルカリ性に変える食事術こそ、がんの勢いを鎮めるための最も効率的で効果的な治療戦術となるからです。

つまり、アルカリ化食はがんをおとなしくさせる食事術のベーシックメソッドであり、後述するさまざまな食事術を象徴する総称でもあるということです。

そのため、私のクリニックでも、まずはアルカリ化食をはじめとする食事指導が治療の中心になります。その上で、前章で述べたさまざまな治療目標値の推移をモニタリングしながら、それらの治療目標値の検査結果を次の食事指導にフィードバックさせていきます。そして、例えばがんの勢いがなかなか鎮まらないなどのさまざまな状況に応じて、必要があれば前述した丸山ワクチン投与、高用量ビタミンC点滴、減量抗がん剤治療などの実施を検討していくのです。

では、がん細胞周辺の微細環境をはじめとして、体内環境を酸性からアルカリ性にシフトさせ、がん細胞が嫌うアルカリ性の環境を維持していくためには、具体的にどのような食事を心がければいいのでしょうか。

まず重要となるのが塩分の摂取をできるだけ控えることです。

第5章で詳述したように、がん細胞は正常細胞の約10倍にも上る数のナトリウム・プロトン交換器を駆使し、ナトリウムイオン（塩分＝NaCl を構成するプラスイオン。NaCl は水に溶けると Na^+ と Cl^- の2つのイオンに電離する）を細胞内に取り込むとともに、ブドウ糖から分解したプロトン（水素イオン）を細胞外に排出します。その結果、がん細胞周辺の微細環境は水素イオン濃度の上昇によって酸性化していくのです。

したがって、塩分の摂取をできるだけ控えることで、がん細胞へのナトリウムイオンの供給をできるだけ減らす、ということが第1の対抗策になります。

そのための実践方法については後段の食事術で述べますが、体内環境を酸性に傾けるファクターは何も塩分だけではありません。

実は、およそすべての食品や飲料が、体内環境をアルカリ性に傾けるか、逆に酸性に傾けるかの、いずれかの作用を有しています。つまり、日々の食事で口にする食品そのもの、飲料そのものが持つ直接的な作用によっても、体内環境はアルカリ性に傾いたり酸性に傾いたりするということなのです。

したがって、アルカリ化食を実践するにあたっては、どの食品や飲料が体内環境をアルカリ性ないしは酸性に傾けるのかを見極めた上で、アルカリ性に傾ける食品や飲料を積極的に摂取していくことが第2の対抗策になってくるのです。

体をアルカリ性に傾ける食品、酸性に傾ける食品

そこでご覧いただきたいのが、ドイツの栄養学の専門家らが１９９５年に論文として発表した研究報告の中にある１６３ページの表です。

尿ペーハーが体内環境のペーハーを反映する指標であることはすでに述べましたが、この表はそれぞれの食品や飲料を１００グラム摂取した場合の尿ペーハーに与える影響（酸負荷の程度）を示したもの、すなわち食品１００グラムや飲料１００グラムが体内環境をどれくらいアルカリ性に傾けるか、あるいは酸性に傾けるか、その影響指数を示したものです。

そして、それぞれの影響指数は、尿ペーハーが中性の場合を基準点（０）として、影響指数がマイナス（－）に傾けば傾くほど尿ペーハーがアルカリ性に傾くこと、逆に影響指数がプラス（＋）に傾けば傾くほど尿ペーハーが酸性に傾くことを意味しています。

ただし、これらの影響指数は尿ペーハー値そのものとは言わば逆相関の関係にあること（尿に限らずペーハー値は７を基準点＝中性として、７からプラスの方向に傾くほどアルカリ性に傾き、７からマイナスの方向に傾くほど酸性に傾くこと）に留意が必要です。ペーハー値は常用対数の逆数として計算されるため、尿ペーハー値と影響指数は正反対の値を示すことになるのです。

その上で表に示されている食品別、飲料別の影響指数を総覧すると、「肉や肉製品」を摂取した場合はプラス9・5、「魚」を摂取した場合はプラス7・9、「穀類」のうちパンを摂取した場合はプラス3・5、小麦粉を摂取した場合はプラス7・0、麺《めん》（ヌードルやスパゲティ）を摂取した場合はプラス6・7、また「乳製品」のうちチーズを含まない乳製品を摂取した場合はプラス1・0、低タンパクチーズを摂取した場合はプラス8・0、高タンパクチーズを摂取した場合は実にプラス23・6へと、尿ペーハーを酸性に傾けてしまうことがわかります。

一方、尿ペーハーをアルカリ性に傾ける食品や飲料を総覧すると、「野菜」を摂取した場合はマイナス2・8、「果物や果物ジュース」を摂取した場合はマイナス3・1、「飲料」のうちアルカリ性飲料を摂取した場合はマイナス1・7と、尿のアルカリ化に寄与する食品や飲料は意外に少なく、かつ、アルカリ化の度合いもかなり小さいことがわかります。そのため、例えば肉を100グラム食べた場合、尿ペーハーを酸性から中性に戻すだけでも、野菜を300グラム以上も食べなければならない、という計算になってくるのです。

実は、ドイツの栄養学の専門家らが発表したこの研究論文には、別途、さらに詳しい品目別の影響指数を示した一覧表も掲載されています。そこで、以下では、それらの品目別

食品、飲料が尿ペーハーに与える影響

食品・飲料群（※1）	尿ペーハーに与える影響（※2）
【飲料】	
アルカリ性の飲料 （ミネラルウォーターなど）	−1.7
【脂肪や油】	±0.0
【肉や肉製品】	+9.5
【魚】	+7.9
【穀類】	
パン	+3.5
小麦粉	+7.0
麺（ヌードル、スパゲティ）	+6.7
【乳製品】	
チーズを含まない乳製品	+1.0
低タンパクチーズ	+8.0
高タンパクチーズ	+23.6
【野菜】	−2.8
【果物や果物ジュース】	−3.1

（※1） 各食品、飲料群の詳しい内訳については本文参照
（※2） 食品や飲料100gを摂取した場合の尿ペーハーの変化の割合。尿ペーハーが中性の時をすべての「基準点（0）」として、変化の割合が「−」に傾くほどアルカリ性化が進み、反対に「＋」に傾くほど酸性化が進むことを示している
【出典】Remer,Thomas and Friedrich Manz. "Potential renal acid load of foods and its influence on urine pH." Journal of the American Dietetic Association 95.7 (1995) : 791-797 から作成

の影響指数を列挙する形で、さらに詳しく紹介、解説していきます。
まずは注意喚起の意味も込めて、尿ペーハーを酸性に傾ける品目と影響指数から見ていきましょう。この場合、何と言っても目を引くのがチーズ類です。

パルメザンチーズ　プラス34・2
プロセスチーズ　プラス28・7
ハードチーズ　プラス19・2
カマンベールチーズ　プラス14・6

同様に、肉や肉製品も酸性化のオンパレードです。

コンビーフ　プラス13・2
サラミソーセージ　プラス11・6
レバーソーセージ　プラス10・6
ビーフステーキ　プラス8・8

フランクフルトソーセージ　プラス６・７

したがって、がん患者が体内環境のアルカリ化を目指そうとするならば、極力、チーズ類や肉類の摂取を控えることが必要になってきます。

同じ動物性のタンパク源である魚も体内環境を酸性に傾けます。

蒸したマス類　プラス10・８
タラの切り身　プラス７・１
ニシン　プラス７・０

ただし、魚のうち青魚（イワシ、サンマ、サバ、サケなど）には、ＤＨＡ（ドコサヘキサエン酸）やＥＰＡ（エイコサペンタエン酸）などの、健康成分としての不飽和脂肪酸（ヒトの体内では合成できない必須《ひっす》脂肪酸の仲間）が豊富に含まれています。

したがって、動物性のタンパク源を摂取する場合は、肉類ではなく魚類、とくに青魚から、ということを心がける必要があります。

ちなみに、私は植物性のタンパク源として大豆などの豆類の摂取を推奨していますが、ピーナッツについては影響指数がプラス8・3とされていますので、ピーナッツの摂取はなるべく控えたほうがいいでしょう。

また、穀類の影響指数のうち、玄米はプラス12・5、小麦フレークはプラス10・7、コーンフレークはプラス6・0とされていますが、私が玄米の摂取を推奨している理由については後段の食事術のところで述べます。

一方、体内環境をアルカリ性に傾ける品目としては、以下のように野菜や果物（一部に豆類を含む）が優秀な影響指数を示しています。

ブドウ	マイナス21・0
ホウレン草	マイナス14・0
干しブドウ	マイナス6・5
セロリ	マイナス5・2
ニンジン	マイナス4・9
あんず	マイナス4・8

ズッキーニ	マイナス４・６
キウイ	マイナス４・１
カリフラワー	マイナス４・０
ラディッシュ	マイナス３・７
ナス	マイナス３・４
トマト	マイナス３・１
オレンジ	マイナス２・７
サヤインゲン	マイナス３・１

体内環境をアルカリ性に維持することを目指そうとするならば、日々の食事で野菜や果物（ジュースにしたものも含めて）をできるだけ多く摂取すること、あるいは少なくとも酸性化食品によって酸性化された分は野菜や果物を摂取することで相殺すること、などが重要なポイントになってくるのです。

飲料では、コーヒーやワインには、赤ワインマイナス２・４、白ワインマイナス１・２、コーヒーマイナス１・４と、若干のアルカリ化効果があります。

しかし、コーヒーに砂糖やミルクなどを入れた場合は、ブドウ糖や乳製品を併せて摂取することになるため、そのことによる弊害がアルカリ化の効果を上回ってしまう危険性があります。同様に、アルコールには体内環境を酸性に傾ける働きがあるほか、アルコール類の飲みすぎは高脂血症などによる慢性炎症の原因にもなりますので、赤ワインや白ワインならいくら飲んでもかまわないということにはなりません。

また、脂肪や油はもともと非電解質であるため、尿ペーハーへの影響はほとんどないとされています。例えば、バターの影響指数はプラス0・6、マーガリンのそれはマイナス0・5とされていますが、バターは若干の酸性化食品であるとともに牛乳から作られる乳製品でもあり、マーガリンには後述するように体に悪いトランス脂肪酸が多く含まれています。

したがって、バターやマーガリンの摂取は基本的にNGとなります。

がんをおとなしくさせるための「食事術」

このように「アルカリ化食」は「がん」の勢いを鎮めて手なずけるためのベーシックメソッドにあたりますが、では、このアルカリ化食も含めて「がんをおとなしくさせるための食事術」とは、具体的にどのようなものなのでしょうか。

実は、がんをおとなしくさせるための食事術には、「植物性の食材を中心に精製、加工されていないものを丸ごと食べる」という基本ルールがあります。

このうち「植物性の食材を中心に」は今述べたアルカリ化のキモとなるポイントです。具体的には、植物そのものである野菜や果物をできるだけ多く摂取すること、そしてタンパク質はできるだけ植物性のタンパク源から摂取すること、の2点です。

一方、なぜ「精製、加工されていないものを丸ごと食べる」のが望ましいかと言えば、それによって「がんをおとなしくさせる効果」を最大化することができるからです。

食材にあれこれ手を加えたり、一部を捨ててしまったりすれば、それだけ食材の持つ力は失われていきます。日々の食事に関わることゆえ、当然ながら「おいしく食べる」ための工夫もまた重要になりますが、食材の持つ力を最大限に引き出すという点では、なるべく手を加えずに丸ごと食べることが理想的なのです。

この基本ルールを踏まえた上で、がんをおとなしくさせるための8つの食事術について、それぞれ詳しく見ていきましょう。

〈食事術1〉炭水化物は玄米や全粒粉パンなどから控えめに摂取する

炭水化物は糖質と呼ばれるように、体内で糖（ブドウ糖）に変換された後、正常細胞のエネルギー源として使われます。ところが、がん細胞もまたブドウ糖をエネルギー源としており、正常細胞の約40倍にも上る数のブドウ糖輸送器を使って、とりわけ必要量を超えて変換されたブドウ糖を次々と取り込みます。

そこで、必要量を超える量の炭水化物を摂取しないこと、すなわち炭水化物の摂取量を控えめにすることが、まず重要になってきます。加えて、血糖値を急激に上昇させるような摂取の仕方をしない、という点にも留意が必要です。血糖値が急激に上昇している状態は、まさにブドウ糖が必要量を超えている状態そのものだからです。

したがって、炭水化物を摂取する場合は、体内で一気にブドウ糖に変化する白米、一般的な小麦粉を使用したパンや麺などをできるだけ避け、例えば白米の代わりに玄米、一般的な小麦粉を使用したパンの代わりに全粒粉パンを選ぶなど、グリセミックインデックス（食後血糖値の上昇度を示す指数）の低い食品を摂取するといいでしょう。

玄米には、中心部にある胚乳《はいにゅう》（白米部分にあたるデンプン質）のほか、その胚乳を包み込んでいる糠《ぬか》層（糊粉《こふん》層、種皮、果皮）や胚芽が含まれています。同様に、全粒粉（小麦を丸ごと粉にしたもの）を使用した全粒粉パンには、胚乳（一般的な白い小麦粉に精製される部分）のほか、胚芽や表皮が含まれています。

炭水化物を玄米や全粒粉パンで摂取した場合は、米や小麦の胚乳部分だけを摂取した場合に比べて、体内における炭水化物から糖への変化は緩やかとなり、その結果、食後の血糖値の上昇も緩やかになるのです。しかも、玄米の糠層や胚芽には、ビタミン、ミネラル、タンパク質、食物繊維などの健康成分も豊富に含まれているのです。

ただし、前述したように玄米の影響指数はプラス12・5とされているため、玄米を摂取する場合は量を控えめ（1食につきご飯茶碗《ちゃわん》に軽く1杯程度）にするとともに、野菜や果物をより多く摂取してアルカリ化を図ることが大切になってきます。

〈食事術2〉治療を目的とした場合の塩分摂取量は無塩に近い量が望ましい

がん細胞はナトリウム・プロトン交換器を駆使して塩分（ナトリウム）を取り込み、プロトン（水素イオン）を排出することで細胞外の微細環境を酸性化します。したがって、塩分の摂取を控えてがん細胞にナトリウムを与えないことが肝要になりますが、塩分もまた水分と同じようにヒトが生きていくためには不可欠の存在です。

では、現実的にはどれくらい摂取を控えればいいのでしょうか。

健康な人について言えば、厚生労働省が推奨している1日あたりの塩分摂取量は、男性で7・5グラム未満、女性で6・5グラム未満となっています。また、WHO（世界保健機関）が推奨している1日あたりの塩分摂取量は男女とも5グラム未満となっています。

しかし、第4章で指摘した前がん状態にある人や、すでにがんにかかってしまった人がアルカリ化食に取り組む場合、塩分摂取量は無塩に近い量が望ましい、あるいは食材そのものに含まれている塩分量で十分である、と私は考えています。

さらに言えば、この場合、注目すべきは生野菜などに豊富に含まれるカリウムで、カリウムには塩分（ナトリウム）を体外に排出する働きがあるのです。

実は、尿に含まれるナトリウムとカリウムの比率、すなわち尿中のカリウムの含有量をナトリウムの含有量で割った数字が11以上になると、がん細胞の活動活性が低下することがわかっているのです。これは米国のマックス・ゲルソン博士が提唱したゲルソン療法（食事を中心とした代替的がん治療法）を実践しているがん患者さんの経験から明らかになってきたもので、よりわかりやすく言えば尿中のカリウムの含有量がナトリウムの含有量の11倍以上になるとがんがおとなしくなってくるのです。

カリウムを多く含む食品には野菜や果物はもちろんのこと、アボカド、ホウレン草、納豆、サトイモ、サツマイモ、昆布、ひじきなどがあります。また、アボカドにはビタミンEや、後述するω－３系のリノレン酸も豊富に含まれています。

ただし、尿中のカリウム含有量をナトリウム含有量の11倍以上に維持することは困難です。したがって、現実的には、前章で指摘したように尿ペーハー値を７・５以上に維持すること、できれば８以上に維持することが、目指すべき目標値になってくるのです。

これらの手立てを尽くしてもなお、尿ペーハーがアルカリ性に傾いてこない患者さんには、前章で述べた重曹（炭酸水素ナトリウム）や尿アルカリ化剤（クエン酸ナトリウム、クエン酸カリウム）などの処方を検討します。

〈食事術３〉タンパク質は大豆などの植物性のタンパク源や青魚などから摂取する

タンパク質もまたヒトが生きていくためには必要不可欠の栄養素ですが、体のアルカリ化という観点から言えば、タンパク質を牛肉や豚肉などの動物性のタンパク源から摂取することはなるべく控えます。代わりに、大豆や豆腐や納豆などの植物性のタンパク源からなるべく摂取することを心がけることが基本になってきます。

また、タンパク質を動物性のタンパク源から摂取する場合は、イワシやサンマ、サバやサケなどの青魚から摂取するのが理想的です。前述したように青魚にはDHA(ドコサヘキサエン酸)やEPA(エイコサペンタエン酸)などの、健康成分としての必須脂肪酸(ヒトの体内では合成できない脂肪酸)が豊富に含まれているほか、DHAやEPAそのものに体内の慢性炎症を鎮める作用があるからです。

ただし、タンパク質がどれくらい身になるかという点で比較すると、植物性のタンパク源は動物性のタンパク源に大きく劣ります。したがって、前章の治療目標4で指摘したように、血清アルブミン値が安全基準値の4を下回らない状態を維持するためには、完全栄養食品と言われる鶏卵を摂取するのも1つの方法となります。

鶏卵にはタンパク質だけではなく、カルシウム、鉄分、リンなどのミネラル成分をはじめ、ビタミンA、ビタミンB1、ビタミンB2、ビタミンD、ビタミンEなどのビタミン成分、さらには脂質など、ビタミンCと食物繊維以外の栄養素がほぼ含まれています。気をつけるべきは、鶏卵には1個につきおよそ200ミリグラムのコレステロールが含まれていることです。したがって、摂取量としては1日1個程度に留《とど》めておくことが妥当であると考えられます。

ちなみに、「生卵かけ玄米ご飯」はあまり推奨できません。玄米に含まれるビオチンという成分と卵白に含まれるアビジンという成分が消化管の中で化学反応を起こし、消化不良などを引き起こす懸念があるからです。

〈食事術４〉野菜は１日４００グラム、併せて果物やキノコ類を多く摂取する

炭水化物や塩分やタンパク質の摂取を頑張って控えめにしたとしても体内環境はがん細胞が好む酸性に傾いていきます。酸性に傾いた体内環境を中性に戻し、さらにアルカリ性にまで戻すためには、唯一のアルカリ化食品とも言える野菜や果物を多く摂取するのが最も有効です。

私のクリニックでは、とくに野菜の推奨摂取量は１日あたり４００グラム程度としています。また、野菜や果物は加熱すると有効成分の一部が分解されてしまうため、多くの野菜や果物を「生のまま丸ごと食べる」ことも推奨しています。

しかし、毎日４００グラムの野菜を摂取するのは容易ではありません。そこで、野菜や果物をジューサーやミキサーにかけ、ジュースにして摂取することを奨励しています。とくにオススメなのがニンジンをベースとしたジュース（ニンジンに果物などを加えてジューサーで搾ったもの）ですが、ジュースについては、毎朝、1日に必要な量を作って冷蔵庫に保管しておくと便利です。

また、野菜や果物にはビタミン類のほか、フィトケミカルなどの抗酸化物質も豊富に含まれています。フィトケミカルは野菜や果物の色素に含まれている成分で、その代表格にあたるポリフェノールにはがん発生の原因になる活性酸素を体内から除去するほか、同じくがん発生の原因になる悪玉コレステロールを減らす働きもあります。

中でも、緑黄色野菜や果物はビタミンの宝庫と言われています。

例えば、脂溶性のビタミンについて言えば、ビタミンAは前述したニンジンのほか、カボチャ、モロヘイヤ、小松菜、トマトなどに豊富に含まれており、ビタミンEはカボチャ、モロヘイヤ、アーモンド、落花生などに豊富に含まれています。ただし、落花生（ピーナッツ）は体内環境を酸性に傾けてしまうため、避けるのが無難です。

水溶性のビタミンであるビタミンCは、パプリカ、菜の花、ブロッコリー、キウイ、イチゴ、オレンジ、グレープフルーツなどに多く含まれています。

しかも、ビタミンAとビタミンCとビタミンEには相互作用があり、これらを併せて摂取することで効果はさらに増していきます。そのため、相互作用を有するこの3種類のビタミンは「ＡＣＥ（エース）」とも総称されています。ただし、ビタミン類はすぐに代謝されてしまうため、朝、昼、晩の３食のたびに補給し続けることが肝要となります。

さらに、ハナビラタケ、干しシイタケ、シメジ、キクラゲ、エノキなど、キノコ類にはがん細胞を攻撃、殺傷する2次免疫（獲得免疫）を高めるβグルカンが大量に含まれています。とくにハナビラタケはその含有量が多いことで知られています。

ただし、キノコ類を毎日、大量に摂取することもまた容易ではありません。また、キノコ類に含まれるβグルカンを取り出すためには加熱も必要になります。

そこで、私のクリニックでは、すり潰《つぶ》したキノコ類に加熱した出汁《だし》を加えて作る「キノコペースト」の摂取を推奨しています。ペースト状にすることで、保存が可能になるほか、使用の選択肢も広がるからです。一例としては、玄米にキノコペーストを加えて炊く、といった使い方もオススメです。

〈食事術５〉サラダにはω－３系、加熱料理にはω－９系の油を使用する

エゴマ油、アマニ油などω－３系と呼ばれる不飽和脂肪酸には、体内の慢性炎症を鎮める物質を作り出し、がん細胞が分裂、増殖する環境を改善する働きがあります。同時に、

ω‐3系の油には、中性脂肪や悪玉コレステロールを減らし、動脈硬化や心筋梗塞《こうそく》や高血圧、さらには脂肪肝やメタボリックシンドロームなどを改善する働きもあります。

先に青魚のところで触れたDHAやEPA、さらにαリノレン酸もω‐3系の不飽和脂肪酸です。青魚の摂取はアルカリ化という点では確かにデメリットはありますが、がん細胞の活動活性を下げたり、体内の慢性炎症を鎮めたり、というメリットを考え合わせると、野菜や果物を多く摂取するなど必要となる対策を取れば、メリットがデメリットを上回る状況を作り出すことができるのです。

ただし、ω‐3系の油は加熱によって分解してしまうため、使い方としては野菜サラダのドレッシングに最適です。私のクリニックでもエゴマ油やアマニ油を使ったドレッシングを推奨していますが、やはりその場合でも塩分を控えめにすることには十分に留意する必要があります。ドレッシングの塩味がどうも物足りないと感じる場合には、例えばバルサミコ酢などを加えて味を調整することも1つの方法です。

一方、加熱料理の場合は、熱に強く生活習慣病の予防や改善にも効果のあるオレイン酸を多く含むω‐9系の油が適しています。加熱料理に適しているω‐9系の油としては、オリーブオイルや椿油があります。

〈食事術6〉乳製品の摂取、とくに甘いケーキの摂取は極力控える

前述したように、牛乳、バター、チーズなどの乳製品には、がん細胞の活動活性を上げるＩＧＦ－１（インスリン様成長因子）が多く含まれています。よく「体にいい」と言われているヨーグルトもその意味では例外ではなく酸性化食品なのです。チーズやバター、とりわけチーズの酸性化力は強烈です。

したがって、乳製品の生クリームがたっぷりと載った甘いチーズケーキなどは、がん細胞にＩＧＦ－１とブドウ糖を与え、かつ、がん細胞周辺の微細環境をがんが好む酸性に傾けるという点で、「最悪の食品」と言っていいでしょう。

私のこれまでの臨床経験から見ても、とくにがんにかかった女性の患者さんの場合は、「甘い洋菓子」などの甘味品を多食していたという傾向が顕著に見られます。

したがって、私のクリニックでは、このような食歴を持つ患者さんに対しては乳製品や甘味品の「即時摂取中止」を指導しています。実際、多くの患者さんが乳製品や甘味品の即時摂取中止をはじめとする食生活の見直しによって劇的寛解を得ているのです。

ただし、乳製品、とくにヨーグルトなどには、腸内細菌叢《そう》、いわゆる腸内フローラを整

える効果があります。そして、第6章で指摘したように、腸内細菌叢が乱れるとがんにかかりやすくなることが知られているのです。

それらの点を考慮した上で、私のクリニックでは玄米を玄米麹《こうじ》で発酵させた特製の甘酒を甘味品や調味料として推奨することもあります。発酵食品には腸内細菌叢を整え、2次免疫力を上昇させて、がん細胞の活動活性を抑止する働きもあるからです。

突き詰めて言えば、がんや生活習慣病に対してメリットしかない食品や飲料などこの世に存在しません。食品や飲料の持つメリットとデメリットを天秤《てんびん》にかけ、治療効果の上がる最適な組み合わせを選択していくことが肝要となるのです。

〈食事術7〉肉と油——2つの発がん性物質とトランス脂肪酸の摂取を控える

動物性のタンパク源、中でも牛肉や豚肉、ソーセージなどの加工肉は尿ペーハー、すなわちがん細胞周辺の微細環境をはじめとする体内環境を著しく酸性に傾けます。しかし、牛肉や豚肉や加工肉の弊害は酸性化だけではありません。

実は、動物性のタンパク質を豊富に含んだ牛肉や豚肉や加工肉などを焼いて調理する過程で2つの発がん性物質が生成されることがわかってきています。

1つはHCA（ヘテロサイクリックアミン）、もう1つはPAH（多環芳香族炭化水素）と呼ばれる物質です。このうち、HCAは肉類を焼いた際にできる黒いコゲに含まれており、PAHは炭などに落ちた肉類の油から立ち上る煙に含まれていますが、いずれも発がん性物質として知られている有害物質なのです。

したがって、少なくとも前がん状態にある人やすでにがんを発症してしまった人がタンパク質を摂取する場合は、牛肉や豚肉や加工肉などの動物性タンパク源ではなく、大豆をはじめとする植物性タンパク源から摂取することが推奨されるのです。また、タンパク質の摂取不足を動物性タンパク源で補う場合は、抗炎症作用も持つDHAやEPAを豊富に含む青魚などから摂取するのが上策となります。

同様に、トランス脂肪酸の摂取にも警戒が必要です。

トランス脂肪酸は、常温では液体のω－6系植物油（ベニバナ油、ヒマワリ油、コーン油、大豆油、ゴマ油など）や魚油を化学処理（水素などを加えて固めるなどの化学処理）してマーガリンやファットスプレッド（油脂含有率が低いマーガリン）やショートニング（純度の高いマーガリン）などを作る際に生成される硬化油です。

この油は、がんの発生、分裂、増殖の原因となる体内の慢性炎症を引き起こします。また、トランス脂肪酸の摂取が乳がんなどの発症リスクを高める危険性があるとの疫学的な研究報告もあります。さらに言えば、今述べた牛肉や豚肉や加工肉などにも天然のトランス脂肪酸が含まれているのです。

したがって、少なくとも前がん状態にある人やすでにがんを発症してしまった人は、マーガリンやファットスプレッドやショートニングをはじめとして、極力、トランス脂肪酸（硬化油）の摂取を控えることが肝要となります。実際、諸外国の中にはトランス脂肪酸の使用を禁止している国もあるのです。

〈食事術8〉トリテルペノイドとパルテノライドを積極的に摂取する

トリテルペノイド（オレアノール酸、ウルソール酸、ベツリン酸など）と呼ばれる生理活性物質（さまざまな生体反応を制御している化学物質の総称）は、抗がん、抗酸化、抗炎症、抗脂質異常症などの優れた生理活性作用を有しています。

中でも、ウルソール酸には、がん細胞が分裂、増殖する際に必要な脂肪酸合成酵素（第6章参照）の働きを阻害する作用のほか、前がん状態である肥満や脂肪肝や糖尿病などの発症や進行を抑制する作用もあることが知られています。

このトリテルペノイドは梅の皮と果肉の間に大量に含まれています。そこで、私のクリニックでは、皮と果肉の間にあるトリテルペノイドを梅エキス（梅の果肉を煮詰めて作る民間薬）に溶かして体内に吸収されやすいように工夫した「ウメテルペン」と呼ばれるサプリメントを希望する患者さんに提供しています。

このウメテルペンは梅の産地として名高い和歌山県にある会社が開発してくれたものですが、同様にミサトールと呼ばれる梅エキス製品の中にもトリテルペノイドを大量に含む「ミサトールW」と呼ばれるサプリメントがあり、このミサトールWについても希望する患者さんに提供しています。

ただし、トリテルペノイドを梅干しから摂取することはオススメできません。梅干しには塩分が多く含まれており、有効成分の大量摂取には不向きだからです。

一方、同じく第6章では、NF-κB（エヌエフカッパービー）と呼ばれる生理活性物質が慢性炎症を発生、増悪させること、そしてパルテノライドと呼ばれる生理活性物質がNF-κBに特異的に結合してNF-κBの働きを抑制することを指摘しました。

片頭痛に効くことで知られる夏白菊（フィーバーフュー）などの一部のハーブ類にはNF-κBに特異的に結合するパルテノライドが含まれています。そのため、患者さんが希望される場合には夏白菊ハーブの提供にも応じています。

ちなみに、私のオススメは夏白菊ハーブを煎《せん》じたフィーバーフュー茶（ハーブティー）です。私も毎日、このフィーバーフュー茶を愛飲しています。

以上が「がんをおとなしくさせるための食事術」の詳細になりますが、これらの食事術に則《のっと》った具体的な献立例やレシピ（朝、昼、晩の3食）については、そのための下ごしらえ（出汁の取り方、サラダドレッシング・ディップの作り方、キノコペーストの作り方、野菜・果物ジュースの作り方など）も含めて、私の過去の著書『がんを生き抜く最強ごはん』（毎日新聞出版、２０１９年）や『がんに負けないからだをつくる 和田屋のごはん』（ＷＩＫＯＭ研究所、２０１８年）の中で詳しく紹介していますので、ぜひとも参考にしてみてください。

ちなみに、「和田屋」とは私のクリニックの近くにある事務所兼患者サロンです。昔の京町家を改装した和田屋には前述した一般社団法人「日本がんと炎症・代謝研究会」が置かれているほか、クリニックの患者さん向けのアルカリ化食の料理教室や試食会、さらには若手の医師向けの「和田塾セミナー」なども行われています。

第9章　アルカリ化食の実力と可能性

アルカリ化食と劇的寛解をめぐる「3つの論文」

からすま和田クリニックには、2011年の開設以来、およそ4000人のがん患者さんがお見えになっています。そして、その約半数にあたるおよそ2000人がⅣ期（ステージⅣ）がんの患者さん、すなわち標準がん治療では治らないとされている患者さんですが、その中から劇的寛解例（標準がん治療ではおよそ考えられない寛解状態がずっと続く長期生存例や超長期生存例）が続出しているのです。

実は、「アルカリ化食」に代表される「がんをおとなしくさせる食事術」を中心に、必要に応じて丸山ワクチン投与、高用量ビタミンC点滴、減量抗がん剤治療（減量分子標的薬治療も含む）などの治療戦術を組み合わせた「新たながん治療」の治療成績については、すでに2017年と2020年と2021年にそれぞれ査読（専門家によって行われる事前の内容検証）を経た3つの英文論文として医学雑誌に発表されています。

いずれの論文も、私が代表理事を務める一般社団法人「日本がんと炎症・代謝研究会」の主要メンバーで、私のクリニックで患者さんの診察もお手伝いいただいている若手の医師らの協力によって執筆、発表された医学論文で、アルカリ化食を中心とするアルカリ化療法の実力が明らかにされました。

そこで、本章ではまず、それらの3論文について、対象患者、研究内容、研究結果などを中心に、それぞれ紹介していきましょう。

〈2017年論文〉非小細胞肺がん（進行性、再発性）に対する減量分子標的薬治療の有効性を確認

2017年に論文として発表された研究は、進行性または再発性の非小細胞肺がん（腺《せん》がん、扁平《へんぺい》上皮がん、大細胞がんの組織型に分類される肺がん）の患者で、かつ、EGFR（上皮成長因子受容体）遺伝子に変異を有する患者を対象としたもので、研究の対象となった患者数は22名でした。

研究では、この22名の患者に対して、3種類の分子標的薬（EGFRチロシンキナーゼ阻害薬）、すなわちゲフィチニブ、エルロチニブ、アファチニブのいずれかをそれぞれ減量投与するとともに、アルカリ化食を実践させました。また、各分子標的薬の通常量（100%）に対する減量投与量は、ゲフィチニブが64%、エルロチニブが36%、アファチニブが64%で、アルカリ化食については「少なくとも1日あたり400グラム以上の野菜や果物を摂取すること」と「肉類や乳製品の摂取禁止」を条件としました。

そして、アルカリ化食と減量分子標的薬治療を受けた22名の治療成績と、通常量の分子標的薬治療だけを受けた場合のこれまでの治療成績報告を比較したところ、次のような結果が得られたのです。

まず、アルカリ化食開始前の尿ペーハー値が約6・0（酸性）だったのに対して、アルカリ化食開始後の尿ペーハー値は約7・3（アルカリ性）でした。次に、アルカリ化食＋減量分子標的薬治療群の無増悪生存期間（PFS＝がんが増悪しない期間）の中央値は19・5か月、全生存期間（OS）の中央値は28・5か月と、いずれも通常量分子標的薬治療群のPFSやOSを上回りました。さらに、分子標的薬による副作用についても、通常量分子標的薬治療群に比べて非常に少ないことがわかりました。

つまり、分子標的薬の投与量を減量しても、アルカリ化食を併せて実施すれば、尿ペーハー（体内環境）がアルカリ性にシフトすることで、生存期間が延びること、副作用が軽減されることなどが、2017年論文によって確かめられたのです。また、この点を別角度から言えば、アルカリ化食は分子標的薬の効果を高める、ということにもなります。

〈2020年論文〉予後不良膵臓がん（転移性、再発性）の生存期間中央値が10・8か月から

25・1か月へと大幅に延長

膵臓《すいぞう》がんは予後のきわめて悪い固形がんとして知られています。中でも、転移性膵臓がんや再発性膵臓がんの予後は不良で、5年生存率は数%程度とされています。

その上で、この研究について言えば、前述した日本がんと炎症・代謝研究会と京都大学医学部附属病院の共同研究の一環として実施されたものです。

この共同研究は私とは旧知の間柄にある元京都大学医学部長で現滋賀医科大学学長の上《うえ》本伸二《もとしんじ》医師の尽力によってスタートしたもので、からすま和田クリニックでアルカリ化療法を受けた患者を介入群、京大病院で標準がん治療だけを受けた患者をコントロール群として選び出し、それぞれの群（グループ）における生存率などを比較して、アルカリ化療法の有効性を確かめることを目的としています。具体的には、からすま和田クリニックの診療録と京大病院の診療録から条件が一致する患者を抽出し、前者の介入群と後者のコントロール群の生存率の違いなどを検証する症例比較研究です。

そして、2020年論文としてまとめられた研究は、前述の上本医師が京都大学医学研究科外科学講座（肝胆膵・移植外科分野）の教授も務めていたことから、からすま和田クリニックと京大病院の共同研究の第1弾として実施されたもので、選び出されたのは予後がきわめて不良とされる転移性膵臓がんや再発性膵臓がんの患者でした。

また、介入群とコントロール群の内訳は、前者がからすま和田クリニックでアルカリ化療法と抗がん剤治療を受けた患者36人、後者は京大病院で抗がん剤治療だけを受けた患者89人で、それぞれ治療開始からの生存率などを比較したのです。

この注目の症例比較研究はどのような結果を弾《はじ》き出したのでしょうか。

そこでご覧いただきたいのが191ページにあるグラフです。

このグラフは2020年論文から抜粋、作成したもので、横軸は治療開始からの生存期間（月数）、縦軸は治療開始からの生存率（治療開始時点の生存率を1・0と置いた場合の生存率）を示しています。

上側のグラフは抗がん剤治療にアルカリ化療法（Alkalization therapy）を併用実施した介入群の生存率の推移、下側のグラフは抗がん剤治療のみを実施したコントロール群の生存率の推移を示しています。最も注目すべきは治療開始から30か月以降の生存率の大きな違いです。グラフを見れば一目瞭然《りょうぜん》ですが、コントロール群における30か月以降の生存率がほぼ0％を示しているのに対して、介入群における30か月以降の生存率はおよそ30％にも達しているのです。

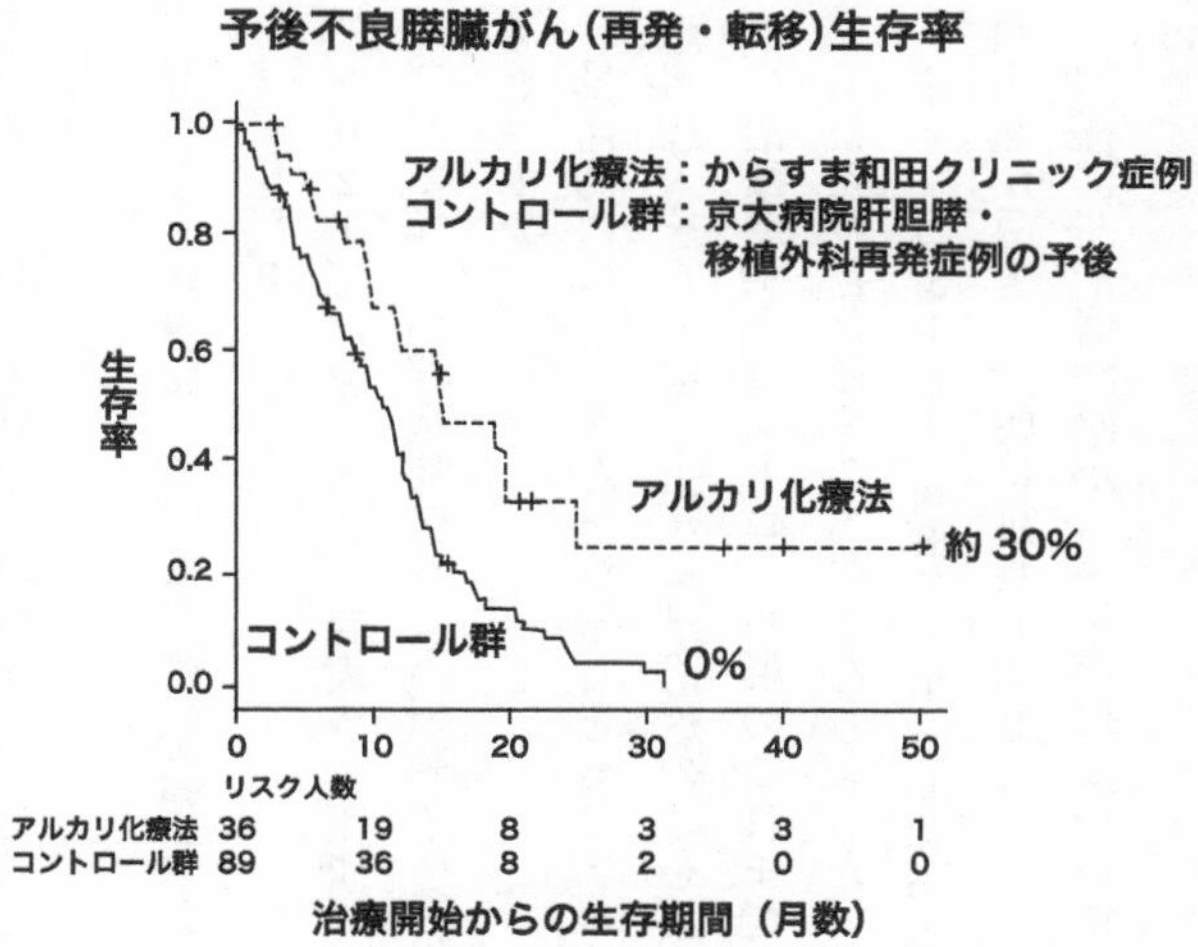

また、グラフにはありませんが、生存期間中央値（ある治療を実施した場合に患者の半数が生存している期間）で比較すると、コントロール群の10・8か月に対して、介入群は15・4か月でした。さらに、介入群のうち尿ペーハー値が7を上回る患者の場合は、生存期間中央値が25・1か月へと大幅に延長しました。しかも、これらの数字には統計的有意差（統計的に意味のある差）も認められたのです。

このように2020年論文では、アルカリ化療法は予後不良膵臓がんに対する抗がん剤治療の効果を高めることが明らかにされました。この注目の研究結果はまた、アルカリ化療法単独でも予後不良膵臓がんの生存率を著しく上昇させる可能性があることも強く示唆していると言っていいでしょう。

〈2021年論文〉難治性小細胞肺がんの全生存期間中央値が17・7か月から44・2か月へと大幅に延長

2021年に論文として発表された研究は、肺がんの中でもとりわけ治りにくい（難治性）とされる小細胞肺がん（小細胞がんの組織型に分類される肺がん）の患者を対象に実施されました。

具体的には、抗がん剤治療とともにアルカリ化療法と高用量ビタミンC点滴を実施した患者12人を介入群、抗がん剤治療のみを実施した患者15人をコントロール群として、介入群の治療成績とコントロール群のこれまでの治療成績報告を比較したのです。この研究結果もまた注目に値するものとなりました。

まず、コントロール群の全生存期間中央値が17・7か月だったのに対して、介入群は44・2か月と、大幅に延長しました。

同様に、治療開始からの生存率についても、介入群がコントロール群を大きく上回ったのです。

しかも、生存期間中央値には統計的有意差も認められました。

ちなみに、日本で２００９年から２０１１年の間に小細胞肺がんと診断された患者の５年相対生存率はわずか17・３％でした。

５年相対生存率とは、がんと診断された人のうちで５年後に生存している人の割合が、日本人全体で５年後に生存している人の割合に比較して、どのくらい低いかを表す指標です。つまり、５年相対生存率が１００％に近いほど治療で命を救いやすいがん、逆に５年相対生存率が０％に近いほど治療で命を救いにくいがん、ということになります。

また、２０２１年論文では、抗がん剤治療と高用量ビタミンＣ点滴を実施した患者グループの全生存期間中央値は延長されませんでした。

つまり、この結果も含めて、２０２１年論文では、アルカリ化療法と高用量ビタミンＣ点滴の組み合わせが小細胞肺がんに対する抗がん剤治療の効果を高めるとともに、アルカリ化療法と高用量ビタミンＣ点滴だけでも小細胞肺がん患者の良好な予後に寄与する可能性の高いことが明らかになったのです。

3論文のアルカリ化療法群からピックアップした「劇的寛解例」

では、アルカリ化療法による劇的寛解例とは具体的にどのようなものなのでしょうか。

以下では、右の3つの論文の介入群などにおける劇的寛解例について、2017年論文と2020年論文から3例をピックアップして簡略に紹介します。

劇的寛解例1――非小細胞肺がんⅣ期（60歳代男性）

多発肺転移と多発骨転移のあるⅣ期肺腺がんの患者さんで、2019年秋に私のクリニックを初めて受診されました。それまでの他院での抗がん剤治療などによるご本人の消耗が激しかったことから、当院では尿アルカリ化剤（クエン酸カリウム、クエン酸ナトリウム）と重曹（炭酸水素ナトリウム）を中心とするアルカリ化療法を実施しました。

治療開始から間もなく血中好中球数の減少と尿ペーハーのアルカリ化が認められ、その後も好中球数の減少と尿ペーハーのアルカリ化が顕著に続きました。その結果、2020年末には多発肺転移（多発肺内播種《はしゅ》）と多発骨転移の著しい退縮がCT検査画像によって確認され、以後、寛解状態が持続して劇的寛解に至りました。

劇的寛解例2——膵体部がんⅣ期（70歳代女性）

肝転移のあるⅣ期膵体部がんの患者さんで、他院での抗がん剤治療にともなう副作用を軽減したいとの希望により、2015年夏に私のクリニックを初めて受診されました。当院では抗がん剤治療の実施回数を減らすとともに、アルカリ化食と尿アルカリ化剤（クエン酸カリウム、クエン酸ナトリウム）によるアルカリ化療法を実施し、併せて抗がん剤の減量、高用量ビタミンC点滴、フィーバーフュー茶の摂取などを実施しました。

その結果、同年秋のPET検査やCT検査では、それまで膵臓や肝臓（左葉）に認められていたFDG（糖代謝）集積は認められなくなりました。さらに、同年晩秋の腹部CT検査（造影剤検査）では、膵体部腫瘍《しゅよう》の退縮と肝転移の消失（ほぼ消失）が認められました。まさに標準がん治療では予後がきわめて不良とされるⅣ期膵臓がんにおける劇的寛解例の好例と言っていいでしょう。

劇的寛解例3——膵頭部がんⅣ期（80歳代男性）

他院での膵頭十二指腸切除術の後、肺転移巣の摘出手術も受けたⅣ期膵頭部がんの患者さんで、腹水貯留とがん性腹膜炎による再発を指摘されて、2008年夏に私のクリニックを初めて受診されました。当院では丸山ワクチンの投与とともに、キノコ由来のβグルカンのサプリメントであるミセラピストの服用を実施しました。

その後、玄米と野菜・果物に特化した食事療法、トリテルペノイドのサプリメントであるミサトールWの服用などを続けた結果、血中のリンパ球数が上昇し、腹水貯留も消失して、劇的寛解に至りました。2009年になってからは趣味のヨット乗艇を再開しました。

その後もN／L比や腫瘍マーカー値（CA19－9、CEA）は下降傾向を示し、現在も体調はすこぶる良好であり、このケースもまた劇的寛解例の好例と言えます。

以上が3論文からピックアップした劇的寛解例になりますが、3例の簡略な紹介に留《とど》めたのは患者さんのプライバシーに配慮したためです。また、3論文以外の劇的寛解例は数多く存在しますが、今回は査読を経た3論文からのピックアップに限定しました。

患者さんから届いた手紙

実は、当院で劇的寛解を得た患者さんの中には、私にお礼のお手紙をくださる方もおられます。そこで、私が印象に残った2つのお手紙を以下に紹介します。

第1のお手紙は、乳がんの摘出手術後、右腋窩《えきか》リンパ節の再発と再々発を経て、当院での治療で劇的寛解を得た女性の患者さんからのお手紙です。

このお手紙の中に登場する「文藝春秋の記事」とは、『文藝春秋』２０１6年6月号に掲載された「がん劇的寛解例に学べ」と題する記事のことです。この記事はジャーナリストの森省歩《もりせいほ》氏が私へのインタビューをまとめる形で世に問うてくれたものでした。

〈患者さんからの手紙1〉

謹んで申し上げます

今年も残すところあとわずかとなりました

先生におかれましては益々《ますます》ご健勝のことと存じます

2年前、先生のセカンドオピニオンを頂いて以来、クリニックでお世話になっております

昨年の春、ＣＴ検査で腋窩リンパ節に転移していた腫瘍が85％退縮していたことをご報告してから、その後1年間、検査がありませんでしたので長らくご無沙汰《ぶさた》しておりました

今年の春のCT検査では、その腫瘍は全く見えなくなっておりました
もっと早くご報告すべきところなのですが、私自身、この結果にしばらく呆然《ぼうぜん》となり、なかなかご報告できずにおりました
2007年に乳がんのステージⅡbで手術と放射線、化学療法、内分泌療法を受け、その後、2014年に腋窩リンパ節転移の切除手術を受けました
その際、分子標的薬と化学療法を受けるように主治医の先生から言われましたが、病気について勉強するうちに、現代医療のあり方に対しても大きな疑問を持つようになり、分子標的薬と化学療法を受けないという判断をいたしました
2015年、腋窩リンパ節に再び腫瘍が見つかりましたが、それでも分子標的薬と化学療法を受ける気持ちにはなりませんでした
とはいえ、腫瘍を抱えていることには不安がありました
そのような折に、主人が2016年春、文藝春秋の記事を見つけ、先生のクリニックのことを知りました
その年の秋、クリニックで直接ご指導をいただく機会に恵まれ、翌年春には85%の退縮、翌々年春には100%消失するという結果に至りました

和田先生、誠にありがとうございました

ご指導いただきましたことは、今後も油断せずに続けていきたいと存じます

また、クリニックのスタッフの方々にも色々とお世話になり、心より感謝申し上げます

末筆ながら、先生の益々のご健康とご多幸を心よりお祈り申し上げます

第2のお手紙は、胃の悪性リンパ腫と診断された後、主治医から抗がん剤治療を勧められたが辞退し、当院での治療を受けた結果、胃の中にあった悪性リンパ腫が消失した女性の患者さんからのものです。

中でも興味深いのは、娘さんの主治医が母親（お手紙をくださったご本人）の劇的寛解に強い関心を示し、胃の中の悪性リンパ腫が消失したことを示す胃カメラの画像を収めたDVDを持ち帰ったとされるくだりです。

〈患者さんからの手紙2〉

ごめん下さいませ

どうしても先生にお礼が言いたくてペンを執りました
先生に会えて本当に良かったと思っております
自分でも5か月でこんなに良くなると思ってもいませんでした
先生のおかげです
先生に会わなければ、今まで抗がん剤で苦しんでいたと思います
家族も妹も友達もびっくりして喜んでくれました
一番びっくりした人は娘の主治医でした
医大のDVDと良くなったDVDを1週間貸してくれないかと持って帰られました
食事だけでこんなことがあるのだね、とびっくりしておられました
私の食事も見にこられました
先生の本も見せてあげました
私はこの食事は一生続けていこうと思っております
がんは自分で作ったものだから、がんに感謝して、寝る時も起きた時も、ありがとう、愛しているよと、がんに語りかけて、さすり続けました
風呂《ふろ》も必ず20分入り、家族のみんなに感謝をして、私はがんになって本当に良かっ

たと思っています

みんなにもこの食事を伝えていこうと思います

「和田教など信じるな」からの脱却を目指して

実を言うと、私もがんを経験した人間の1人です。

京大を退官した直後に受けた健康診断で胃がんが見つかったのです。

胃がんは初期のものでしたが、タイプはスキルス性でした。

スキルス性胃がんはがんが胃の内壁に広範囲に浸潤していくものです。未分化がんの一種である印環細胞がんの組織型であるケースが多く、非スキルス性の胃がんに比べて予後が悪いことでも知られています。

早速、私の同級生にあたる医師のもとで胃をほぼ全摘（亜全摘）する手術を受け、その後はアルカリ化食を中心とするアルカリ化療法をみずから実践してきました。その甲斐もあって、私の胃がんは今なお再発することなく、私自身もすこぶるピンピンしています。

そこで、アルカリ化食に対するイメージをさらに広げていただくべく、最後に私のある日の食事例を日課も含めて紹介しておきましょう。

午前5時――起床。その後、しばらく研究や勉強

午前7時――朝食。内容はサラダ200グラム程度（トマト、レタス、リンゴ、キウイなどをアマニ油のドレッシングをかけて）、ゆで卵1個、玄米パン（オリーブオイルなどをつけて）、ニンジンジュースをコップ1杯、ビタミンC（アスコルビン酸）を5グラム

午前8時――自転車で30分かけてクリニックに出勤

午前9時――クリニックで午前の診療を開始。診療の合間にウメテルペン1袋、フィーバーフュー茶（夏白菊のハーブティー）を適宜

午後1時――持参の弁当で昼食。内容は古代米入り玄米ご飯、卵焼き、煮物（ひじき、大根、昆布）、サラダ（トマト、ブロッコリー、レタス、ピーマンをアマニ油と果実酢と粗挽《あらび》きコショウのドレッシングをかけて）

午後1時30分――クリニックで午後の診療を開始。診療の合間にフィーバーフュー茶

午後6時30分――自転車で30分かけて帰宅

午後7時――夕食。内容はサラダ250グラム程度（トマト、レタス、ベビーリーフ、

水菜をアマニ油とレモンのドレッシングをかけて）、魚料理１品、野菜のおひたし、古代米入り玄米ご飯を茶碗《ちゃわん》に軽く１杯、ビール１５０ミリリットル

午後8時――入浴（湯船で温《ぬる》めの湯に15分程度浸《つ》かる）

午後9時30分――就寝

ちなみに、サプリメント類としては、右に紹介したウメテルペンとフィーバーフュー茶以外にも、ミサトールW、なつしろアマニ、ソノママ＋ミネラル、乳酸発酵ハナビラタケなどを適宜、摂取するよう心がけています。

実は、胃の亜全摘手術を受けた後の経過観察については、執刀してくれた同級生の友人の医師に頼んだのですが、胃の内視鏡検査（胃カメラ検査）を受けるたびに、その友人医師や彼の弟子たちが一様に「どうして再発しないのだろう」とでも言いたげな表情を見せていたことを印象深く覚えています。

彼らにしてみれば、予後の悪いスキルス性胃がんであるにもかかわらず、術後の補助化学療法（再発予防のための抗がん剤治療）も受けず、食生活の見直しと規則正しい生活だけ

で再発が現れてこないことが、不思議でならなかったのでしょう。

また、こちらは最近のことになりますが、術後に乳がんが再発して私のクリニックを受診された女性の患者さんから耳を疑いたくなるような話も聞きました。

標準がん治療では「再発乳がんはほぼ治らない」を前提として治療が開始されます。そこで、私は当院で劇的寛解を得た再発乳がんの患者さんが実践していた、アルカリ化療法をはじめとする治療計画を提案した上で治療を開始しました。

ただし、私は「念のために乳がんの専門医にも診てもらいながら当院での治療を続けるのが好ましい」と判断し、私の後輩にあたる乳腺外科の専門医に紹介状を書いて、その患者さんの今後の経過観察などを依頼しました。

ところが、患者さんが私の後輩にあたるその専門医のもとを訪れると、彼は患者さんに対して「また和田教の患者が来たのか」と吐き捨てるや、私が乳がんの専門医ではないことをあげつらった上で「和田教など信じるな」とも言い放って、治らないことを前提とした標準がん治療を続けるよう説得したというのです。

私はこの話を耳にして、相も変わらず勉強不足、研究不足のがん治療医が多い現状に、暗澹《あんたん》たる思いを抱きました。

がんを作り出した土壌を根本的に改良しなければ問題は解決しません。少なくとも治らないとされているⅣ期がんに対しては、がんを殲滅《せんめつ》するという実に100年以上も変わらない古い思想から一刻も早く脱却し、がんを手なずけることで劇的寛解を導くという新たな治療体系を構築することが切に求められているのです。

あとがき

本書の刊行へ向けた準備を進めていた2021年は、私にとって別の意味でも実りの多い年となりました。

例えば、夏の初めにはロシアの在サンクトペテルブルク日本国総領事館の方から京都にいる私に連絡があり、サンクトペテルブルクがんセンターのモイセンコ院長（センター長）が近くシンポジウムを開催するので「アルカリ化療法を中心とした新たながん治療」について発表をしてほしい、との依頼を受けました。

9月にリモートで参加したシンポジウムは活発な質疑応答も含めて終了しましたが、その後、12月に京都とサンクトペテルブルクを結んで行われたリモート会議では、サンクトペテルブルクがんセンターでアルカリ化療法を中心とした新たながん治療がすでに開始されたこと、その結果、例えば大腸がんの巨大肝転移症例などで「劇的寛解」が得られつつあること、などの嬉しい報告も受けました。

また、11月の末には『フロンティアズ・イン・オンコロジー（Frontiers in Oncology）』という医学雑誌を発行している、スイスのバーゼルに拠点を置く出版社からオファーがあり、招聘《しょうへい》編集者として同じく「アルカリ化療法を中心とした新たながん治療」についての特集記事を監修してもらいたい旨の依頼がありました。

オファーのきっかけとなったのは第9章で紹介した私たちの2020年論文（京大病院との共同研究として発表した予後不良膵臓がんに関する論文）で、目下、「The Impact of Alkalizing the Acidic Tumor Microenvironment to Improve Efficacy of Cancer Treatment（酸性の腫瘍微小環境をアルカリ化することによるがん治療効果向上への影響）」との特集記事へ向け、あらためて関連する研究論文などを世界中から収集しているところです。

ちなみに、この特集記事の監修には、私のほか、京大病院との共同研究プロジェクトの発足に尽力してくれた上本伸二医師、さらには第9章で紹介した3つの論文の執筆に尽力してくれた浜口玲央《はまぐちれお》医師らがあたる予定になっています。

私の提唱する「アルカリ化療法」は従来からあるどのがん治療ともバッティングすることなく、むしろその治療効果を上げ、かつ、副作用を減弱する治療です。このアルカリ化療法が日本のみならず、世界に広がることを期待してやみません。

最後に、本論ではほとんど触れることのできなかった「からすま和田クリニック（京都市中京区）」の受診方法についても紹介しておきましょう。

私のクリニックの受診を希望される患者さんは、お電話にて事前の予約を取っていただいた上で、まずはセカンドオピニオン外来にお越しください。ちなみに、公的医療保険の制度上、セカンドオピニオン外来はどの医療機関でも自費診療となります。

また、セカンドオピニオン外来は基本的に院長である私が承りますが、受診予約が立て込んでいる場合などは別の医師が承ることもあります。ちなみに、私の代わりにセカンドオピニオン外来を担当している医師は、いずれも第9章で紹介した3つの論文の作成にも関わった、私の治療方針を深く理解している優秀な医師ばかりです。

さらに、当院のセカンドオピニオン外来を受診する場合は、可能な限り、現在通院中の医療機関の主治医の紹介状（診療情報提供書）、血液検査の結果、CT（コンピュータ断層撮影）やMRI（磁気共鳴画像診断）の画像などをお持ちください。

それらの診療データから患者さんの現状を把握し、患者さんご自身の希望も詳しくお聞きした上で、院長である私が患者さんに最もふさわしいと考えられる治療計画を提案いたします。その上で、患者さんが当院の提案した治療計画に納得された場合は、いよいよ当院での治療が開始されることになります。

その場合、患者さんは通院中の医療機関での診療を受けつつ、別途、当院にも通院しながら私の診療を受ける、というケースが多くを占めています。

ただし、通院中の医療機関の主治医が患者さんの希望を受け入れてくれない場合もあります。第9章で指摘したように、主治医の中には患者さんに対して「またあのクリニックの患者か。和田教など信じてどうする」などの暴言を放つ者までいるのです。

もとより、私が長い年月をかけて築き上げた全く新しい治療体系は、信教などとは正反対に位置するSBM（科学にもとづく医療）です。私に言わせれば、不断の勉強や研究を怠ってもっぱら標準がん治療にしがみついている彼らや彼女らこそ「標準がん治療信者」そのものに見えるのですが、読者の皆さんはどうお感じになるでしょうか。

中でも、当院が抗がん剤や分子標的薬の減量や中止を提案した時の、標準がん治療医らの抵抗には凄《すさ》まじいものがあります。中には、その旨を伝えた当院の患者さんに対して、「それなら他院へ行って」などと、即座に言い放つ医師すらいるそうです。抗がん剤や分子標的薬の製薬会社に何か負い目でもあるからなのでしょうか。

いずれにせよ、このような場合にはまず、院長である私が大病院などの主治医に抗がん剤や分子標的薬の減量について文書などで要請します。そして、主治医がどうしても減量に応じない場合は、当院で減量抗がん剤治療や減量分子標的薬治療を実施しています。

実は、「抗がん剤はもうこりごり」などの理由から、当院に身一つで駆け込んでくる患者さんの中には、当院で治療を受けていることを主治医に内緒にしている方もおられます。そして、抗がん剤治療などを中止したにもかかわらず、当院の治療によってがんが劇的に退縮したような場合、事情を全く知らない主治医は「なぜこんなことが起きたのか」と首をかしげ、頭の中がクエスチョンマークで一杯になってしまうそうです。

それはともかく、当院で患者さんの治療を支えているのは私をはじめとする医師だけではありません。中でも、第8章で詳しく紹介した食事術の具体的なメニューやレシピなどを担当していただいている樫幸《かたぎみゆき》さんは、親身になってさまざまな相談に乗ってくれるスタッフとして患者さんやそのご家族らから大きな信頼を寄せられている女性です。

また、患者さんからは「京都にまで出向かなければ診療を受けられないのか」との声も数多くいただいております。そのため、現在は院長である私が東京で出張診療を行っているほか、当院で私の代わりに初診（セカンドオピニオン外来）を担当している医師らも在籍している東京のクリニックで初診を含めた診療に応じています。

私の出張診療日程を含めた詳細については、随時、からすま和田クリニックのホームページでお知らせしていますので、ぜひ参考にしてください。

最後の最後になりますが、本書の出版にあたっては、角川新書の岸山征寛《きしやまゆきひろ》氏と廣瀬《ひろせ》暁春《あきはる》氏に少なからぬご尽力をいただきました。また、本書の構想や構成をはじめとする企画の立ち上げ、あるいは各種医療データの収集や整理などにあたっては、長年にわたって私の治療現場を取材しているジャーナリストの森省歩《もりせいほ》氏にも少なからぬご協力をいただきました。

岸山氏と廣瀬氏、そして森氏には、この場を借りてお礼を申し上げます。

からすま和田クリニック院長　和田洋巳

２０２２年１月

参考文献一覧

総論

浜口玲央、成井諒子著、和田洋巳著・監修『改訂 がんとエントロピー「体質改善」で立ちむかう』ＷＩＫＯＭ研究所、２０１９年

和田洋巳『がんを生き抜く最強ごはん』毎日新聞出版、２０１９年

和田洋巳『がんに絶対勝ちたい！　和田式食事法』宝島社、２０１６年

浜口玲央、長谷川充子著、和田洋巳著・監修『がんに負けないこころとからだのつくりかた』ＷＩＫＯＭ研究所、２０１５年

長谷川充子、樫幸著、和田洋巳著・監修『がんに負けないからだをつくる 和田屋のごはん』ＷＩＫＯＭ研究所、２０１８年

浜口玲央、成井諒子著、和田洋巳著・監修『がんとは何か？　その本質はＮＨＥ１だ！　がんの生きる仕組みとそれを用いたがん治療法』ＷＩＫＯＭ研究所、２０１８年

Thomas N. Seyfried.（2012）. *Cancer as a Metabolic Disease: On the Origin, Management, and*

Prevention of Cancer, Wiley.

第1章

「全がん協生存率」(https://kapweb.chiba-cancer-registry.org/full)

「日本対がん協会」(https://www.jcancer.jp/about_cancer_and_knowledge)

第2章

北川知行「天寿がん」(https://www.tyojyu.or.jp/net/topics/tokushu/koureisha-gann/gann-tenjugann.html)

ケリー・ターナー、長田美穂訳『がんが自然に治る生き方』プレジデント社、２０１４年

「公益財団法人がん研究振興財団」(https://www.fpcr.or.jp)

許萬元『弁証法の理論』上・下、創風社、１９８８年

Steven N. Goodman. (1999). *Toward Evidence-Based Medical Statistics. 1: The P Value Fallacy*. Ann Intern Med.

北海道大学医学部学友会誌『フラテ』１０３号、２０１７年

「Paradigm Shift—Science Based Medicine が拓く医療」(https://www.med.hokudai.ac.jp/

general/facilities/)

第3章

Victor Sojo, Andrew Pomiankowski, Nick Lane. (2014). *A Bioenergetic Basis for Membrane Divergence in Archaea and Bacteria*. PLOS Biology.

Madeline C. Weiss et al. (2016). *The physiology and habitat of the last universal common ancestor*. Nature Microbiology.

リン・マーギュリス、ドリオン・セーガン、池田信夫訳『生命とはなにか』せりか書房、１９９８年

リン・マーギュリス、中村桂子訳『共生生命体の30億年』草思社、２０００年

Otto Warburg. (1956). *On the Origin of Cancer Cells*. Science.

Peter Vaupel and Gabriele Multhoff. (2020). *Revisiting the Warburg effect: historical dogma versus current understanding*. The Journal of Physiology.

Ronald A. Butow, and Narayan G. Avadhani. (2004). *Mitochondrial Signaling: The Retrograde Response*. Molecular Cell.

Thomas N. Seyfried, Laura M. Shelton. (2010). *Cancer as a metabolic disease*. Nutrition &

Metabolism.

第4章

Robert A. Gatenby and Robert J. Gillies. (2004). *Why Do Cancers Have High Aerobic Glycolysis?* Nature Reviews Cancer.

Andrew D. Rhim, Emily T. Mirek, Nicole M. Aiello, Anirban Maitra, Jennifer M. Bailey, Florencia McAllister, Maximilian Reichert, Gregory L. Beatty, Anil K. Rustgi, Robert H. Vonderheide, Steven D. Leach, and Ben Z. Stanger. (2012). *EMT and Dissemination Precede Pancreatic Tumor Formation*. Cell.

Camilo A. L.S. Colaco, 星山真理、星山琇訳『糖尿病・動脈硬化症とグリケーション仮説』考古堂書店、２００１年

Myriam Labelle, Shahinoor Begum, and Richard O. Hynes. (2011). *Direct Signaling between Platelets and Cancer Cells Induces an Epithelial-Mesenchymal-Like Transition and Promotes Metastasis*. Cancer Cell.

第5章

ジャレド・ダイアモンド、倉骨彰訳『昨日までの世界　文明の源流と人類の未来』上・下、日経ビジネス人文庫、２０１７年

ジャレド・ダイアモンド、楡井浩一訳『文明崩壊』上・下、草思社文庫、２０１２年

Bethany B. Barone et al.（2008）. *Long-term All-Cause Mortality in Cancer Patients With Preexisting Diabetes Mellitus: A Systematic Review and Meta-analysis*. JAMA.

Aaron D. Goldberg, C. David Allis, and Emily Bernstein.（2007）. *Epigenetics: A Landscape Takes Shape*. Cell.

Reo Hamaguchi, Toshihiro Okamoto, Masaaki Sato, Michiko Hasegawa, Hiromi Wada.（2017）. *Effects of an Alkaline Diet on EGFR-TKI Therapy in EGFR Mutation-positive NSCLC*. Anticancer Research.

第6章

Claire Siemes, Loes E. Visser, Jan-Willem W. Coebergh, Ted A.W. Splinter, Jacqueline C.M. Witteman, André G. Uitterlinden, Albert Hofman, Huibert A.P. Pols, and Bruno H.Ch. Stricker.（2006）. *C-Reactive Protein Levels, Variation in the C-Reactive Protein Gene, and Cancer Risk: The Rotterdam Study*. Journal of Clinical Oncology.

Kristine H. Allin, Stig E. Bojesen, and Børge G. Nordestgaard.（2009）. *Baseline C-Reactive Protein Is Associated With Incident Cancer and Survival in Patients With Cancer*. Journal of Clinical Oncology.

H. R. Scott, D. C. McMillan, L. M. Forrest, D. J. F. Brown, C. S. McArdle and R. Milroy.（2002）. *The systemic inflammatory response, weight loss, performance status and survival in patients with inoperable non-small cell lung cancer*. British Journal of Cancer.

ダヴィド・S・シュレベール、渡邊昌・山本知子訳『がんに効く生活』日本放送出版協会、２００９年

ジェイン・プラント、佐藤章夫訳『乳がんと牛乳――がん細胞はなぜ消えたのか』径書房、２００８年

第7章〜第9章

Reo Hamaguchi, Ryoko Narui, and Hiromi Wada.（2019）. *Effects of an Alkalization Therapy on Nivolumab in Esophagogastric Junction Adenocarcinoma: A Case Report*. Clinics of Oncology.

Reo Hamaguchi et al.（2021）. *Improved Chemotherapy Outcomes of Patients With Small-cell*

Lung Cancer Treated With Combined Alkalization Therapy and Intravenous Vitamin C. Cancer Diagnosis & Prognosis.

Reo Hamaguchi, Ryoko Narui, and Hiromi Wada. (2020). *Effects of Alkalization Therapy on Chemotherapy Outcomes in Metastatic or Recurrent Pancreatic Cancer*. Anticancer Research.

Reo Hamaguchi, Takashi Ito, Ryoko Narui, Hiromasa Morikawa, Shinji Uemoto and Hiromi Wada. (2020). *Effects of Alkalization Therapy on Chemotherapy Outcomes in Advanced Pancreatic Cancer: A Retrospective Case-Control Study*. In Vivo.

本文図版　ニッタプリントサービス
編集協力　森省歩

和田洋巳（わだ・ひろみ）
からすま和田クリニック院長、京都大学名誉教授、一般社団法人日本がんと炎症・代謝研究会代表理事。1943年大阪市生まれ。1970年京都大学医学部卒業。医学博士。京都大学胸部疾患研究所、同大学再生医科学研究所を経て同大学大学院医学研究科器官外科（呼吸器外科）教授。京都大学を退職後、2011年にからすま和田クリニックを開設し「自分や家族が患者になったときに受けたい治療の創造」を理念にがん治療の臨床と研究を続けている。主な著書に『がんに負けないこころとからだのつくりかた』『がんに負けないからだをつくる　和田屋のごはん』（共著、WIKOM研究所）などがある。

がん劇《げき》的《てき》寛《かん》解《かい》
アルカリ化食《かしょく》でがんを抑《おさ》える
和田洋巳《わだひろみ》

2022年 3 月 10 日　初版発行
2024年 10 月 25 日　17版発行

発行者　山下直久
発　行　株式会社KADOKAWA
〒102-8177　東京都千代田区富士見 2-13-3
電話　0570-002-301（ナビダイヤル）

装 丁 者　緒方修一（ラーフイン・ワークショップ）
ロゴデザイン　good design company
オビデザイン　Zapp!　白金正之
印 刷 所　株式会社KADOKAWA
製 本 所　株式会社KADOKAWA

角川新書
 ISBN978-4-04-082418-5 C0247

KADOKAWAの新書 好評既刊

絶滅危惧種はそこにいる
身近な生物保全の最前線

久保田潤一

アマガエルやゲンゴロウなど、身近な生き物たちが絶滅の危機に瀕している。環境保全の専門家である著者は生物の多様性を守るため、池の水を抜き、草地を整え、侵略的外来種を駆除する。ときには密放流者との暗闘も。保護活動の最前線！

次世代型リーダーの基準
世界基準で「話す」「導く」「考える」

田口　力

GE（ゼネラル・エレクトリック）でトップ15％の社員が受けられる幹部研修――そこで語られる「リーダーに求められる考え方」「リーダーシップを発揮するために必要なスキル」とは。マスター・トレーナーが解説する次世代リーダー必携書。

面白い物語の法則〈下〉
強い物語とキャラを作れるハリウッド式創作術

クリストファー・ボグラー＆デイビッド・マッケナ
府川由美恵（訳）

本書は「ハリウッドの虎の巻」とも呼ばれ、物語をより深く味わうためにも役立つ（下巻では原書の第13章～最終章を掲載）。様々な分野の原理を援用した総合的かつ多彩なテクニックを紹介するロングセラー。

面白い物語の法則〈上〉
強い物語とキャラを作れるハリウッド式創作術

クリストファー・ボグラー＆デイビッド・マッケナ
府川由美恵（訳）

初心者からプロの作家、物語創作者、脚本家迄に対応する、まさにバイブル。高名な〈英雄の旅路〉理論を平易に解き明かしつつ、独自に発展させた実践的手法を紹介する全2巻（上巻は原書の第12章迄を収録）。

長生き地獄
資産尽き、狂ったマネープランへの処方箋

森永卓郎

「人生100年時代」と言われる昨今。しかし、老後のベースになる公的年金は減るばかり。夫婦2人で月額13万円時代が到来する。長生きをして資産が底を付き、人生計画が狂う――そんな事態を避けるための処方箋。

KADOKAWAの新書 好評既刊

「させていただく」の使い方
日本語と敬語のゆくえ

椎名美智

「させていただく」は正しい敬語？　現代人は相手を敬うためでなく、自分を丁寧に見せるために使っていた。明治期、戦後、SNS時代、社会環境が変わるときには新しい敬語表現が生まれる。言語学者が身近な例でわかりやすく解説！

「英語耳」独習法
これだけでネイティブの英会話を楽に自然に聞き取れる

松澤喜好

「本当に高速な英会話を聞き取れた！」「洋画を字幕なしで観られた！」等と、実際に高い効果があることでSNSや各種雑誌・書籍等で話題沸騰の「英語耳」メソッドの核心を紹介。シリーズ累計100万部を超える、英会話学習書の決定版！

寡欲都市TOKYO
若者の地方移住と新しい地方創生

原田曜平

2021年の流行語「チルい」ブームの街、東京は今や〝サイコーにちょうどいい〟街になった!?　所得水準が上がらないなど経済的な面で先進各国との差が開いていく中、コロナ禍を経て、この街はどのように変わっていくと考えられるか。

ライフハック大全 プリンシプルズ

堀　正岳

人生・仕事を変えるのは、こんなに「小さな習慣」だった――毎日の行動を、数分で実践できる〝近道〟で入れ替えるうち、やがて大きな変化を生み出すライフハック。タスク管理から学び、読書、人生の航路まで、第一人者が書く決定版。

東シナ海
漁民たちの国境紛争

佐々木貴文

尖閣諸島での〝唯一の経済活動〟、それが漁業だ。漁業活動は食料安全保障に直結しているばかりか国土維持活動ともなっている。漁業から見える日中台の国境紛争の歴史と現実を、現地調査を続ける漁業経済学者が赤裸々に報告！

KADOKAWAの新書 ❦ 好評既刊

忠臣蔵入門
映像で読み解く物語の魅力

春日太一

「忠臣蔵」は、時代によって描かれ方が変化している。忠臣蔵の歴史を読み解けば、日本映像の歴史と、作品に投影された世相が見えてくる。物語の見せ場、監督、俳優、名作ほか、これ一冊で「忠臣蔵」のすべてがわかる入門書の決定版！

日独伊三国同盟
「根拠なき確信」と「無責任」の果てに

大木　毅

三国同盟を結び、米英と争うに至るまでを分析すると、日本の指導者の根底に「根拠なき確信」があり、それゆえに無責任な決定が導かれた様が浮き彫りとなる。『独ソ戦』著者が対独関係を軸にして描く、大日本帝国衰亡の軌跡！

地政学入門

佐藤　優

世界を動かす「見えざる力の法則」、その全貌。地政学は帝国と結びつくものであり、帝国の礎にはイデオロギーがある。帝国化する時代を読み解く鍵となる、封印されていた政治理論、そのエッセンスを具体例を基に解説する決定版！

LOH症候群

堀江重郎

加齢に伴ってテストステロンの値が急激に下がることで起きる心身の不調——それは男性更年期障害であり、医学的にLOH症候群と呼ぶ病気である。女性に比べて知られていない男性更年期障害の実際と対策を専門医が解説する！

イップス
魔病を乗り越えたアスリートたち

澤宮　優

突如アスリートを襲い、選手生命を脅かす魔病とされてきた「イップス」。5人のアスリートはそれをどう克服したのか？当事者だけでなく彼らを支えた指導者や医師にも取材をし、原因解明と治療法にまで踏み込んだ、入門書にして決定版！